全民科学素养提升系列

护胃行动

慢性胃病健康管理

丛书总主编　翟　煦

本　册　主　编　翟　煦

U0302247

西安交通大学出版社
XI'AN JIAOTONG UNIVERSITY PRESS

图书在版编目(CIP)数据

护胃行动:慢性胃病健康管理 / 翟煦主编. — 西安 : 西安交通大学出版社,2022.5
(全民科学素养提升系列)
ISBN 978-7-5693-2380-1

Ⅰ. ①护… Ⅱ. ①翟… Ⅲ. ①胃疾病—慢性病—防治
Ⅳ. ①R573

中国版本图书馆 CIP 数据核字(2021)第 237014 号

书　　　名	护胃行动　慢性胃病健康管理
丛书总主编	翟　煦
本 册 主 编	翟　煦
责 任 编 辑	秦金霞
责 任 校 对	郭泉泉
装 帧 设 计	天之赋设计室
出 版 发 行	西安交通大学出版社 (西安市兴庆南路 1 号　邮政编码 710048)
网　　　址	http://www.xjtupress.com
电　　　话	(029)82668357 82667874(市场营销中心) (029)82668315(总编办)
传　　　真	(029)82668280
印　　　刷	陕西思维印务有限公司
开　　　本	720mm×1000mm　1/16　印张　9.5　字数　131 千字
版 次 印 次	2022 年 5 月第 1 版　　2022 年 5 月第 1 次印刷
书　　　号	ISBN 978-7-5693-2380-1
定　　　价	49.00 元

如发现印装质量问题,请与本社市场营销中心联系、调换。
订购热线:(029)82665248　(029)82667874
投稿热线:(029)82668805

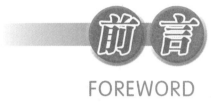

前　言

FOREWORD

　　科学素质是国民素质的重要组成部分,是社会文明进步的基础。公民具备科学素质是指崇尚科学精神,树立科学思想,掌握基本科学方法,了解必要的科技知识,并具有应用其分析、判断事物和解决实际问题的能力。提升科学素质,对于公民树立科学的世界观和方法论,对于增强国家自主创新能力和文化软实力、建设社会主义现代化强国,具有十分重要的意义。

　　自《全民科学素质行动计划纲要(2006—2010—2020 年)》印发实施以来,我国科学素质建设取得了显著成绩,但也存在一些问题和不足,主要表现为科学素质总体水平偏低,城乡、区域发展不平衡;科学精神弘扬不够,科学理性的社会氛围不够浓厚;科普有效供给不足、基层基础薄弱。为此,结合《全民科学素质行动规划纲要(2021—2035 年)》目标,我们围绕疾病领域的一些常见病、多发病,以及普通老百姓的接受能力和习惯编写了"全民科学素养提升系列"丛书。本套丛书包括《护胃行动 慢性胃病健康管理》《科学减糖 糖尿病健康管理》《科学降压 高血压病健康管理》《可防可治 科学养护颈椎病》《一片通途 脑血管病健康管理》。

　　慢性胃病是一种常见病,是多种与胃相关的慢性疾病的统称,包括慢性胃炎、消化性溃疡、胃黏膜脱垂、胃下垂等,主要表现为上腹部不适或疼痛、食欲减退、恶心、呕吐、嗳气、反酸等。虽然慢性胃病之间有一些相似的表现,但也有本质的不同。如消化性溃疡分为胃溃疡和十二指肠溃疡,以反复发作的节律性上腹痛或不适为临床特点。依据节律性不同,可以区分是胃溃疡还是十二指肠溃疡。胃溃疡疼痛多在餐后半小时出现,持续 1～2 个小时后逐渐消失,直至下次进餐后重复此规律;而十二指肠溃疡疼痛多在餐后 2～3 小时出现,持续至下次进餐,进食后可缓解。每种慢性胃病的临床表现、诊断不同,其治疗、康复、预后及预防等也不同,因此,在遇到胃部不适时,应尽早明确诊断并积极治疗。

　　本书系统介绍了慢性胃病的基础知识,与胃病相关的常用检查,中医绿色疗法、饮食疗法、运动及心理疗法防治慢性胃病的一些常用且实用的方法,以及慢性胃病患者用药的注意事项。本书内容全面,体例整齐,旨在用通俗的语言、详尽的讲解为大家打开一个了解慢性胃病的窗口,通过知识来武装头脑,提高防治疾病的能力,适合于慢性胃病患者及其家人阅读参考。

　　由于时间关系,本书难免有挂一漏万的可能,恳请广大读者批评指正。

瞿 煦

2022.1

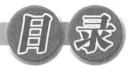

目录

CONTENTS

第一章
认识慢性胃病的基础知识

1 你犯过胃病吗?

胃病,是多种与胃相关疾病的统称。这些疾病有相似的症状,如上腹部不适或疼痛、饭后饱胀、嗳气、反酸,甚至恶心、呕吐等。临床上常见的胃病有急性胃炎、慢性胃炎、胃溃疡、十二指肠溃疡、胃十二指肠复合溃疡、胃息肉、胃结石、胃肿瘤、胃黏膜脱垂、急性胃扩张、幽门梗阻等。本书主要介绍慢性胃病。

胃病发病之广,几乎遍及每个家庭。现代流行病学统计资料表明,人群中几乎有一半的人患过胃炎,10%～20%的人得过消化性溃疡。如果把人们经常感觉到的上腹部疼痛或胀闷、呕吐、嗳气、呃逆、食欲不振等胃部不适都统计在内,可以说几乎人人都犯过"胃病"。

胃病危害之深为许多疾病所不及,这一点也越来越为人们所认识。在我国,胃癌发病率名列癌症之前列。研究表明,有一部分慢性萎缩性胃炎和消化性溃疡有可能发生癌变。尤为严重的是,胃病常常是影响劳动力的主要因素。调查表明,在20～40岁的人群中,有50%的人胃黏膜不正常;20～50岁年龄组的人最易罹患消化性溃疡,其中,十二指肠溃疡多发生于30岁左右,胃溃疡则多发生于40岁左右,而这两个年龄段正是人的体魄强健、创造力旺盛的时期。不仅如此,在一些地区,中小学生胃病的发病人数也有日渐增多的趋势。因此,要高度重视胃病的全方位防治,不能再忽视了。

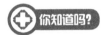 你知道吗?

健康的胃,需要用心爱护。一些男士们喜欢饮酒、抽烟,不按时吃饭,在餐桌上狼吞虎咽,暴饮暴食。当他们尽情"抒发豪情"的时候,他们的胃就会提出"抗议"——胃痛、呕吐、呕血、反酸等接踵而来。研究发现,男性胃病的平均发病率比女性高出约6倍,其中又以青壮年占多数,而且青年的发病率呈上升趋势。

2 食欲改变与胃病有怎样的关系?

生理状态下,人体依靠饥饿、食欲及饱食感来调节和保证食物的摄取。饥饿是一种由胃壁强烈收缩引起的心窝部隐隐不适感,这种感觉有时可以达到剧烈疼痛(饥饿性疼痛)的程度。食欲是一种在进食前或进食时对某些食物产生愉悦的感觉,它是建立在条件反射的基础上的,因此,食欲是高级神经活动的现象之一。饱食后饥饿感可解除,但美味佳肴仍能引起食欲。

病理状态下,食欲可能改变,多为食欲减退或消失,食欲亢进者较少见。引起食欲改变的原因,可能是中枢神经性的,也可能是神经反射性的。前者常见于心绪不宁或忧愁悲伤,如某些精神病、神经症以及脑部疾病;反射性的食欲改变,多见于消化系统疾病,特别是胃病。

急性胃炎患者常常一看见或想到食物就会特别反感。胃癌患者的早期症状是食欲不振,特别是厌食肉类。慢性胃炎者多食欲减退,或在开始进食时食欲尚好,但一经进食,食欲就会很快消失。有些神经衰弱的人,食欲也会减退。胃溃疡患者的食欲一般是正常的,但有些胃溃疡患者,因为害怕食后胃痛加重,所以刻意避免进食。十二指肠溃疡或胃分泌机能亢进的患者食欲不减退,甚至可能增加。除在十二指肠溃疡及胃分泌机能亢进患者中可见到食欲亢进外,组织代谢加快时食欲亦可增加,如在甲状腺功能亢进或较重的体力劳动时。

此外,早饱应与厌食相鉴别。某些胃病患者,最初食欲较好,但在吃了少许食物后就有了饱食的感觉。例如,行胃癌胃切除(胃大部分切除)后,以及肝、脾肿大或其他肿瘤压迫胃部而使其容量减少时,患者常常有早饱的感觉,如果胃的排空无阻碍,短时间后又想进食。

③ 伤食导致的胃病有什么表现?

伤于饮食而出现的胃病的主要症状是胃脘胀痛,嗳腐吞酸,呕恶厌食。除此之外,还常有脘腹胀满,按之痛甚;呕吐不消化食物,吐后胀痛得减;大便溏烂、恶臭难闻,或大便秘结。

胃主受纳水谷,每次的摄入量有限,若饮食不节,暴饮暴食,超过了胃的承受能力,便会导致饮食停积难化,阻塞气机,出现胃脘胀闷,甚至疼痛。由于胃中有饮食停积,气机壅滞,属实证,所以按压时疼痛会加剧。

饮食进入胃以后,在胃的作用下,形成食糜,向下传送为顺,即通常所说的"胃以下降为顺"。饮食停积,气机壅滞,胃失去和降的作用,胃中腐浊之气上逆可出现嗳腐吞酸或呕吐不消化食物。呕吐后,食积可减轻几分,气机可得通畅,所以一般呕吐后胀痛会得到缓解。

伤于食必厌恶食物,所以会出现厌食现象,怕闻到食物的气味。食积气滞,湿食下移,故大便溏泄,味臭难闻;如果食积已经化热,则会导致肠燥津亏,出现大便秘结。

④ 引起胃病的饮食因素有哪些?

引起胃病的饮食因素,除饮食不节、进食过量外,还有饮食偏嗜、饮食不洁、烟酒的伤害等。

(1) **饮食偏嗜** 过食辛热食物(如葱、姜、蒜等),刺激胃肠,会损伤阴津,伤及胃络,出现胃痛、腹痛、胃肠出血等病症。过食寒凉生冷食物,会使寒从内生,患者除出现胃中冷痛外,还会出现呕恶、腹中绞痛、大便溏稀等症状;亦可有过服寒凉药物而导致脾胃虚寒出现的胃痛、腹痛、腹泻等。

(2) **饮食不洁** 病菌从口随饮食进入胃肠,会直接损伤胃肠,扰乱气机,出现胃中剧痛。急性胃炎、急性肠炎等疾病大都因此而引起。

(3) **烟酒的伤害** 也是引起胃病的罪魁祸首。大量吸烟可使幽门括约肌舒缩功能失调,引起胆汁反流,损害胃黏膜屏障,导致胃中隐痛。大量饮酒会抑制消化功能,还会刺激胃黏膜,使之产生炎症,甚至可引起呕血、便血等。

⑤ 季节变化对胃病有什么影响?

人与自然是一个统一的整体,人体的脏腑功能活动、气血运行与季节变化息息相关。一年之中有春温、夏热、秋凉、冬寒的四时气候更迭变化,对人体的生理、病理都有着很大的影响。有些胃痛患者特别怕冷,遇冷便症状加重。还有一些人,一到夏、秋季节便会食欲不振,腹泻频作。因此,气候骤变是诱发或加重胃病的重要原因。

春季是许多常见疾病的高发期,胃病也不例外。炎热的夏季,酷暑难耐,很多人都有头晕、心烦、食欲不振等表现。在高温环境下,为了散热,心脏会增加搏出量,以使血液流向体表的皮下血管网,而有限的血液向体表分流过多,供应大脑的血液自然会相应减少,便会出现头晕、头痛;胃肠道血流不足,则会出现腹胀、消化不良、食欲不振等。

当冬季气温降至 0 ℃以下时,冠心病、高血压病、脑血管病等容易发作,此时也是消化性溃疡的高发期。急剧的天气变化,如每次寒潮过后,气温骤降 10 ℃以上时,心脑血管病、哮喘病、胃病患者的症状就会加重,胃肠出血患者也会大大增多。低温刺激还会使大脑皮质功能紊乱、胃及十二指肠黏膜血管痉挛,致使胃、十二指肠黏膜受酸性消化液侵蚀而形成溃疡。

⑥ 精神因素对胃病有什么影响?

中医学认为,影响精神健康的因素主要来自两个方面:一是身体疾病,二是社会因素。社会因素比生物因素复杂得多,因而引起的精神-心理变化也相对复杂得多。人的心理适应能力主要针对人际关系而言,人类心理病态多来自于人际关系失调。当精神刺激超过其自身的承受能力,就会出现"七情过度"。喜、怒、忧、思、悲、恐、惊的情绪既可单一出现,也可相兼出现。一些人的忧郁、悲伤、思虑等情绪常常交织在一起,忧郁、悲伤可导致心血不足,心神不安,影响脾的正常运化,而发生脾失健运;脾虚影响胃,胃又会出现多种临床表现,如胃失和降、胃气不和所致的胃脘作痛、食少,胃气不降所致的嗳气、呕吐、呃逆等。倘若不及时予以疏导,逆转这种非健康状态,那么,已经形成的胃病会反过来影响到脾,从而出现脾胃同病的表现。若再思虑至极,加重病情,即使寻医求药,也很难从根本上逆转病情。

⑦ 幽门螺杆菌感染就是胃病吗?

幽门螺杆菌(Hp)感染不是单独存在的胃病,而是胃病产生与存在的病因之一。现代医学研究表明,幽门螺杆菌是从胃窦黏膜检出的一种革兰氏阴性杆菌,它与胃黏膜活动性炎症有关,约半数非溃疡性消化不良的患者可检出幽门螺杆菌。临床上,可通过实验的方法来检测是否有幽门螺杆菌感染。

目前已发现并且证实,幽门螺杆菌感染与慢性胃炎、胃溃疡、十二指肠溃疡甚至胃癌的发生都有密切的关系。比如,以往认为溃疡患者的胃酸较高是发病的原因,但现已确认感染幽门螺杆菌后,幽门螺杆菌会产生多种毒素,对胃黏膜起毒性和破坏作用,从而形成溃疡。幽门螺杆菌感染本身与腹胀、嗳气有关,可能是由该细菌产生大量尿素酶,分解胃黏膜中的尿素,产生氨和二氧化碳所致。现代研究资料还发现,幽门螺杆菌多通过"口—口"或"口—粪"的途径传染。

8 胃痛的中医辨证分型有哪些?

胃痛即胃脘痛,俗称心口痛,以上腹部近心窝处疼痛为主症,是胃病最常见的症状之一。临床研究资料表明,很多胃部疾病,如急性胃炎、慢性胃炎、消化性溃疡、胃下垂、胃黏膜脱垂、神经性胃炎、胃癌等,都可以引起胃痛。诱发胃痛的原因很多,诸如外感风寒、饮食不节、暴饮暴食、恣嗜烟酒、焦虑激动、过度疲劳等。

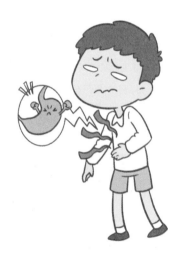

中医学认为,胃气当以和为顺,如胃气郁滞,和降失司,则可导致不通而痛。尽管胃痛的病机以气滞为主,但由于病因与病机复杂,常寒热虚实夹杂,所以应当详细分辨其证型,再行对症治疗。胃痛的中医辨证分型主要分为以下七型。

（1）**气滞型**　肝气郁结，横逆犯胃，中焦气机不利，故胃痛且胀，痛时牵引背胁。情志怫郁时则痛势加剧，胃气不和、上逆而嗳气频作。

（2）**胃寒型**　脾胃虚寒，运化不利，常见胃脘隐痛，绵绵不已，得热则痛减或暂时缓解。由于脾气虚弱，运化无力，故多食则脘腹痞胀、大便溏薄、泛吐清水。胃中有寒，所以常感胃部冷，喜温热饮食。脾阳不振，故而四肢不温，倦怠乏力。舌质淡红，苔薄白，脉细软无力，皆为虚寒之象。如果此类患者遇寒气突然来袭，胃痛发作会加剧，上腹部会更加喜暖怕冷，用温熨的方法多可缓解疼痛。

（3）**胃热型**　情志不舒，肝失条达，气郁火化，热灼胃府，故胃痛呈阵痛，时轻时重，痛时急迫难忍，得凉稍缓。肝火犯胃，常伴有泛吐酸水、胃中嘈杂、似饥非饥等表现。肝火上扰，又可见心神不宁、心烦易怒。由于热郁致痛，故可见舌偏红或红，苔黄或少。

（4）**阴虚型**　阴虚气滞，虚热内扰，胃虚难以进食，故而胃脘隐隐灼痛，有时嘈杂似饥，或虽饥而不能多食，口干咽燥，大便干结难出，舌红或偏红，舌面苔少干燥甚至光剥无苔，脉弦细无力。

（5）**血瘀型**　胃痛迁延日久，屡次发作，痛呈持续而有定处，痛时拒按，痛如针刺或刀割，食后或情绪不稳时加重，甚至出现黑便或呕血，舌质紫或有瘀斑，脉细涩。

（6）**食积型**　胃脘胀痛，嗳气厌食，泛呕酸腐或吐出带有未消化食物的残渣，大便泄泻或便秘，舌苔厚腻且黄。

（7）**脾虚型**　脾胃素弱，纳运无权，则纳食少，食入难化，胃脘隐隐作痛，饮食稍多则疼痛加剧，面色㿠白无华，乏力神倦，四肢不温，口干而不欲饮，大便溏薄，舌淡，脉濡弱。

9 胃炎有哪些类型?

临床上把不同病因引起胃黏膜的急性或慢性炎症叫作胃炎。胃炎通常分两种类型,即急性胃炎和慢性胃炎。

急性胃炎是由各种原因引起的胃黏膜的一种急性炎症反应。临床上常有上腹疼痛、恶心、呕吐、嗳气、食欲减退等症状,轻重不一。根据病因和胃黏膜改变又可分为急性单纯性胃炎、急性感染性胃炎、急性糜烂性胃炎、急性化脓性胃炎、急性腐蚀性胃炎等。通常说的急性胃炎主要是指急性单纯性胃炎,此种胃炎最为常见。急性单纯性胃炎是胃黏膜的一种自限性疾病,病变是可逆的,病程较短,治疗数天即可恢复,属于中医"胃脘痛""呕吐"等范畴。

慢性胃炎是以胃黏膜的慢性炎症为主的疾病,起病缓慢,时好时坏,时轻时重,一般病程较长。各类慢性胃炎均缺乏特异性的临床表现,而且病变的严重与否与临床表现也不一致,上腹部的疼痛并无明显的规律性,这也是慢性胃炎与胃溃疡的不同之处。慢性胃炎可有不同的分类,如按胃炎的部位分,可分为胃窦炎、胃体炎等;按胃液内胃酸浓度的高低分,可分为高酸性胃炎、低酸性胃炎;按引起胃炎的病因分,可分为胆汁反流性胃炎、酒精性胃炎、药物性胃炎等;按组织形态学的改变来分,最常见的为浅表性胃炎和萎缩性胃炎,二者类型不同,但可同时存在,而且可相互转化。另外,还有肥厚性胃炎、疣状胃炎等。

10 不同慢性胃炎的临床表现是什么样的?

不同慢性胃炎的临床表现如下。

(1)**浅表性胃炎** 食欲减退,饭后上腹部饱胀不适或有压迫感,嗳气后自觉舒服,或时有恶心、呕吐、反酸、疼痛等。

(2)**萎缩性胃炎** 食欲减退,饭后饱胀,上腹部钝痛,此外还有消瘦、贫血、腹泻等。

（3）**肥厚性胃炎**　大多数患者可无症状,有时可伴有饱胀、嗳气、食欲减退、上腹部不适或疼痛,尤其在进食后加重,患者常有消化不良,有些患者可并发胃出血。

（4）**疣状胃炎**　又称慢性糜烂性胃炎,由于糜烂处有黏膜微微隆起,外貌呈现痘疹样,所以有学者称其为"痘疹状胃炎"。疣状胃炎的成因至今仍不十分明了,多数患者并发有胃酸偏高。据有关研究报道,约有 1/3 的疣状胃炎患者有上消化道出血,但疣状胃炎是否一定会出现上消化道出血,尚无定论。

11　什么是慢性浅表性胃炎?

慢性胃炎的病理变化基本局限在黏膜层,因此,严格来讲,慢性胃炎应称之为"慢性胃黏膜炎"。慢性浅表性胃炎是以胃黏膜浅层慢性炎症细胞浸润为主要病变的慢性炎症。慢性浅表性胃炎进一步发展,胃黏膜固有腺因炎症破坏而减少,可以转化为萎缩性胃炎。慢性浅表性胃炎是慢性胃炎中最多见的一种类型,在胃镜检查中占全部慢性胃炎的一半以上,男性多于女性,患者症状一般较轻微或无症状,经积极治疗大部分可以治愈。值得重视的是,慢性浅表性胃炎如不予治疗,容易形成溃疡,有的还可能发展成为萎缩性胃炎。

慢性浅表性胃炎可无症状,或有不规则上腹部隐痛,尤以进食油腻食物后较为明显,无饥饿痛,而有饭后不适感,常因吃冷食、硬食、辛辣、其他刺激性食物而出现症状或使症状加重,这些症状用抗酸剂和解痉剂不易缓解。部分患者有食欲不振,亦可有反酸、嗳气、腹胀等消化不良的症状,部分患者还可出现上消化道出血。

12　什么是慢性萎缩性胃炎?

慢性萎缩性胃炎是以胃黏膜固有腺体萎缩（数量减少,功能减退）为其特征的病变,常伴有肠上皮化生及炎性反应,也是临床常见病,且多发生于40～60岁的中老年人。患者常见症状有上腹隐痛、饱胀,且在进食后加重,并伴有消化不良、食欲差、嗳气等症状。萎缩性胃炎病变不都是弥漫性的,常见到由浅表到萎缩之间的变化,按影响固有腺体的程度,将慢性萎缩性胃炎分为轻度、中度及重度三级,即胃的固有腺减少1/3以内者为轻度,减少1/3～2/3者为中度,减少2/3以上者为重度。固有腺体炎症反应是萎缩性胃炎的基本病变之一,可轻可重,除可作为判断萎缩性胃炎病变程度的依据外,还能反映病变的活动状态。

慢性萎缩性胃炎易继发胃溃疡,与胃息肉和胃癌关系较为密切。据有关资料报道,有6%～10%的慢性萎缩性胃炎可能会发生癌变。慢性萎缩性胃炎在我国以胃窦部好发,但大量的临床病理资料研究表明,我国萎缩性胃贲门炎也不少见,如果说萎缩性胃窦炎是胃癌的癌前状态,那萎缩性胃贲门炎也可被认为是贲门癌的癌前状态,特别是与高分化性肠型胃癌的发生更为密切。

13 慢性胃炎的中医辨证分型有哪些?

中医学将慢性胃炎分为以下证型。

(1)肝胃不和型 胃脘胀痛,痛窜两胁,嗳气频繁,嘈杂反酸。舌质淡红,苔薄白或白厚,脉弦。

(2)脾胃虚弱(包括虚寒)型 胃脘隐痛,胃痛而喜暖喜按,食后胀闷痞满,纳呆食少,便溏腹泻,乏力,四肢酸软。舌质淡红,苔薄白或白,有齿痕,脉沉细。

(3)脾胃湿热型 胃脘灼热胀痛,口苦口臭,尿黄,脘腹痞闷,渴不欲饮。舌质红、边尖深红,苔黄厚或腻,脉滑紧。

(4)胃阴不足型 胃脘灼热疼痛,口干舌燥,大便干燥。舌红少津或有裂纹,脉细或弦细。

（5）胃络瘀血型　胃脘痛有定处，不喜按，胃痛日久不愈，大便潜血阳性或黑血便。舌质暗红或紫暗，或有瘀斑，脉弦涩。

14 预防萎缩性胃炎癌变有哪些措施？

慢性胃炎是临床常见病和多发病。胃镜普查表明，我国人群中慢性胃炎的发病率高达60%以上，萎缩性胃炎约占其中的1/5。萎缩性胃炎又被认为是胃癌的"前奏"（癌前病变），因此，一定要积极采取措施认真对待，使病情保持稳定（本病彻底治愈较困难），以避免癌变的发生。萎缩性胃炎癌变的预防（对癌变来说，治疗也属预防）措施主要有下列几项。

（1）抗菌治疗　幽门螺杆菌是慢性胃炎的主要致病菌，故应首先进行抗菌治疗。

（2）口服胃黏膜保护剂　①硫糖铝，可与胃黏膜的黏蛋白络合形成保护膜，以保护胃黏膜；②胃膜素，可在胃内形成膜状物覆盖黏膜面，减少胆汁反流对胃黏膜的刺激；③叶绿素，有促进炎症消退、保护胃黏膜的作用；④猴菇片，可保护胃黏膜。

（3）提高胃酸浓度　萎缩性胃炎常无酸或缺酸（胃癌呈无酸状态），可用胃蛋白酶合剂或稀盐酸合剂提高胃酸浓度；五肽胃泌素小剂量肌注，有滋养、保护胃黏膜和促使壁细胞分泌盐酸的作用。

（4）服维酶素　可提高人体免疫力，增强人体内解毒酶的活性，抑制癌细胞生长，防止细胞的异常代谢。

（5）治疗胆汁反流　幽门括约肌功能障碍时或胃-空肠吻合术后，因长期胆汁反流可破坏胃黏膜屏障，造成慢性浅表性胃炎，进而发展为慢性萎缩性胃炎。在此情况下，可应用胃动力药，防止胆汁反流，从而达到保护胃黏膜的目的。

（6）饮食疗法　胃酸过低和有胆汁反流者，宜多吃瘦肉、鱼、奶等高蛋白、低脂肪饮食；应细嚼慢咽，忌暴饮暴食；避免长期饮浓茶、烈酒（特别是酗酒）、咖啡,避免进食辛辣、过热和粗糙的食物。

(7)消除某些致病诱因 如戒烟,避免长期服用对胃黏膜有刺激的药物(水杨酸钠、消炎痛、保泰松、阿司匹林等),缓解精神紧张,保持情绪乐观,从而提高免疫功能,增强抗病能力。

(8)定期复查 萎缩性胃炎患者要定期做胃镜复查。一般的萎缩性胃炎患者3年复查1次;不完全性结肠型肠上皮化生伴轻度不典型增生者1年复查1次,伴中度不典型增生者3个月复查1次,伴重度不典型增生者应视为癌变,可予手术治疗。

15 慢性胃炎如何调养?

慢性胃炎调养的总原则:多吃无刺激性、含低纤维、易于消化、具有足够营养的饮食;少食多餐;进餐时要放松,保持心情愉快。

(1)消除病因 彻底治疗急性胃炎,戒烟戒酒,避免有刺激性的食物和药物,治疗口腔慢性感染,规律饮食等。

(2)多吃软食 食用易于消化的食物,尽量减少对胃黏膜的刺激;细嚼慢咽,使食物完全磨碎,食物便可与胃液充分混合。避免食用生冷、酸辣和硬质食物。少食多餐,粗粮细做。

(3)伴有营养不良或贫血者 应多食蛋类、新鲜蔬菜和动物肝脏等。

(4)胃酸过多者 应禁用浓缩肉汤及酸性食品,以免引起胃酸分泌更多,可食用牛奶、菜泥、淀粉、面包等,味道要清淡,少盐。

(5)胃酸过少者 可给予浓肉汤、肉汁,以刺激胃酸的分泌,帮助消化,促进食欲。

16 慢性胃炎的家庭护理有哪些？

慢性胃炎的家庭护理应做到以下几点。

·给予易消化、富含营养的饮食。少食多餐，勿暴饮暴食，避免进食不易消化、有刺激性及生冷的食物。戒烟忌酒，少喝咖啡，少吃油炸食物等。

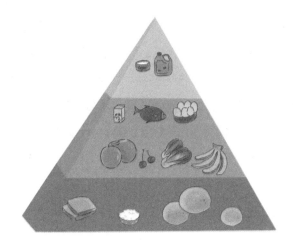

·了解慢性胃炎的基本知识，避免精神紧张。养成良好的生活习惯，保证充足睡眠，劳逸结合，生活规律，心情愉快。

·疼痛不严重时可用热水袋进行局部热敷。

·根据医生嘱咐，合理用药。

·慢性萎缩性胃炎有转变为胃癌的可能，因此要定期复查。一旦发现恶变，应及时进行相应的治疗。

·平时应注意饮食卫生，生吃瓜果时要洗净，不吃腐败变质食物，不暴饮暴食，饭前便后要洗手。

17 如何预防慢性胃炎？

预防慢性胃炎要从多方面入手。

首先需从调节饮食开始，平日不能贪食过度、暴饮暴食，否则超过了胃的承受能力，势必影响消化功能。三餐分配要合理，一般应"早餐精好，中餐略饱，晚餐宜少"，而且要选择易于消化的食物，特别是老年人更应如此。食物应荤素搭配，以素为主，并应与季节、环境相配合，如冬天可多吃羊肉、鸡肉、葱、姜等温热性食物；夏天应多吃黄瓜、番茄、西瓜、扁豆等食物；秋天应多吃水果，如苹果、香蕉等；春天应多吃一些祛湿的食物，如薏苡仁等。

其次，生活起居要有规律，劳逸要结合，房事要节制，慎防风寒湿热等邪气。切勿贪凉，应根据气候变化而穿衣。保持心情愉快。适当参加体育活动，增强体质。总之，慢性胃炎的预防应从饮食、日常生活习惯做起。

18 胃窦炎是慢性胃炎吗？

胃窦炎是指在胃窦部发生的慢性浅表性胃炎或萎缩性胃炎，或两者兼而有之。胃窦炎很少单独存在，常与消化性溃疡或胃癌并存，或为慢性胃炎的一部分，其临床表现与一般胃炎类似，主要表现为厌食、腹痛、消瘦及贫血等。X 线检查示胃窦部变形狭窄。胃镜下见胃窦黏膜水肿、充血，活检见腺体萎缩与肠腺化生。引起胃窦炎的原因有很多，但以胆汁反流致使胃黏膜损伤的因素最为常见。由于胃癌好发于胃窦部，于是有学者怀疑慢性胃窦炎容易转变为胃癌，但经长期临床观察，慢性胃窦炎转变为胃癌的可能性并不大。

19 碱性反流性胃炎常见于哪些患者?

碱性反流性胃炎又称"反流性胃炎"或"胆汁反流性胃炎",是由十二指肠液反流到胃所致。十二指肠液中的胆汁、胰酶和卵磷脂等可破坏胃黏膜屏障,损害胃黏膜,导致胃黏膜罹患慢性炎症。如在胃部分切除术后,由于幽门被切除或其功能受到破坏,造成胆汁、胰液和肠内碱性液体向胃内反流,引起胃黏膜充血、水肿等,由此而表现出一组临床症状,如表现为上腹部不适、隐痛或烧灼样痛,或伴有恶心、嗳气甚至呕吐,呕吐物常含有胆汁,严重者可有上消化道出血。

碱性反流性胃炎大部分见于胃手术后患者,但亦可见于少数幽门功能不全的非手术患者,而这种幽门功能不全又常并发慢性消化性溃疡、胃十二指肠炎以及胆道疾病等。在常规的胃镜检查中,可发现胃、十二指肠溃疡患者常合并有幽门功能不全的表现,同时伴有胆汁反流,所以这些没有胃手术史的患者也可能患碱性反流性胃炎。

20 碱性反流性胃炎有什么临床表现?

碱性反流性胃炎的表现主要见于以下三类情况。

(1)手术性幽门功能不全引起的碱性反流性胃炎的表现 碱性反流性胃炎发生在手术后的时间不一,最短者数日内即可发病,最长者可达术后15年,大部分病例发生在术后两年之内。其主要表现为上腹部或剑突下的疼痛,疼痛性质多为持续性的胀痛或餐后疼痛,抗酸及解痉剂不能缓解,这点可与吻合口溃疡相区别。少数患者自觉有胸骨后的烧灼感,有学者认为此种情况多见于同时伴有反流性食管炎的患者。

(2)非手术性幽门功能不全引起的碱性反流性胃炎的表现 有慢性胃炎

或胃排空功能障碍的患者可出现与之相应的症状和体征。胃、十二指肠溃疡患者并发本病时,则具有溃疡疼痛的特点,也应结合其他有关症状予以判断。呕吐为本病的常见症状,但伴恶心者不多,亦不甚严重,呕吐物或可含有胆汁,胆汁性呕吐为诊断本病的重要症状之一。十二指肠溃疡伴幽门梗阻时也可出现呕吐,但呕吐物主要为胃内容物及食物残渣,典型胆汁性呕吐则不多见。

(3)病程较长的慢性胃病引起的碱性反流性胃炎的表现 可出现体重减轻、贫血等表现。贫血的原因是多方面的,有的是隐匿慢性失血所引起的失血性贫血,有的是因胃酸缺乏而导致铁剂吸收障碍引起的贫血。另外,还有一种贫血的原因是胃切除术后,内因子缺乏而引起的恶性贫血。此外,消化道出血也是本病较为多见的重要表现。

概括地说,本病的主要临床表现为以下五点:①上腹疼痛;②呕吐和(或)胆汁性呕吐;③体重减轻;④贫血;⑤上消化道出血。上腹疼痛、呕吐和(或)胆汁性呕吐以及上消化道出血见于大部分的患者,因此,凡胃切除术后,特别是行毕氏Ⅱ式手术的患者,出现上述表现时,应怀疑是否为碱性反流性胃炎而进行相关的检查。

21 什么是消化性溃疡?

消化性溃疡是一种常见病。因既往认为溃疡的形成和发展与胃液中胃酸、胃蛋白酶的消化作用有关,故由此而得名。本病发生于胃肠道与酸性胃液可接触到的任何部位,但以胃和十二指肠多见,故又称胃、十二指肠溃疡。Hp 感染是消化性溃疡形成的主要原因,另还有药物、胃排空障碍等也可以导致消化性溃疡的发生。消化性溃疡以反复发作的节律性上腹痛或不适为临床特点,常伴有嗳气、反酸、灼热、嘈杂等感觉,甚至还有恶心、呕吐、呕血、便血。在胃肠局部有圆形、椭圆形慢性溃疡。

22　特殊类型的消化性溃疡有哪些?

除胃溃疡、十二指肠溃疡外,消化性溃疡还包括下面几种类型的溃疡。

(1)**复合溃疡**　胃与十二指肠同时发生的溃疡称为复合溃疡。多因十二指肠溃疡引起幽门排空障碍而出现胃窦部潴留,继而发生胃溃疡。复合溃疡病程较长,症状较重,且易引起出血或幽门梗阻。

(2)**幽门管溃疡**　幽门管位于胃远端,与十二指肠交界,长约2 cm。幽门管溃疡与十二指肠溃疡相似,胃酸分泌一般较高。幽门管溃疡上腹痛的节律性不明显,对药物治疗的反应较差,呕吐较多见,较易发生幽门梗阻、出血和穿孔等并发症。

(3)**球后溃疡**　指发生在十二指肠降段、水平段的溃疡。多位于十二指肠降段的初始部及乳头附近,溃疡多在后内侧壁。疼痛可向右上腹及背部放射。严重的炎症反应可导致胆总管引流障碍,出现梗阻性黄疸等。

(4)**巨大溃疡**　指直径>2 cm的溃疡,常见于有非甾体抗炎药服用史及老年患者。巨大十二指肠球部溃疡常在后壁,易发展为穿透性,周围有大的炎性团块,疼痛可剧烈而顽固、放射至背部,老年人也可没有症状。巨大胃溃疡并不一定都是恶性。

(5)**老年人溃疡**　近年老年人发生消化性溃疡的报道增多。其临床表现多不典型,常无症状或症状不明显,疼痛多无规律,较易出现体重减轻和贫血。胃溃疡多位于胃体上部甚至胃底部,溃疡常较大,易被误诊为胃癌。

(6)**无症状性溃疡**　约15%的消化性溃疡患者可无症状,而以出血、穿孔等并发症为首发症状。无症状性溃疡可见于任何年龄,以老年人较多见。近半数的非甾体抗炎药引起的溃疡患者也无症状。

(7)**难治性溃疡**　经正规抗溃疡治疗而溃疡仍未愈合。可能的因素如下。①病因尚未去除,如仍有Hp感染,继续服用非甾体抗炎药等致溃疡的药物等;②穿透性溃疡;③特殊病因,如克罗恩病、促胃液素瘤、放射治疗、术后等;④某些疾病、药物影响抗溃疡药物吸收或效价降低;⑤误诊,如胃或十二指肠恶性肿瘤;⑥不良诱因存在,如吸烟、酗酒及精神应激等。

23 心理因素对消化性溃疡有什么影响?

中医学将喜、怒、忧、思、悲、恐、惊称之为七情,人的七情所产生的情绪波动以及因焦虑、怨恨、紧张等持续而强烈的精神刺激,均可导致消化性溃疡的发生、复发或久治不愈。此外,社会及家庭环境,如工作压力大、夫妻感情不和、子女管教困难等,亦可导致消化性溃疡的发生。研究发现,容易激动、情绪不稳定、神经质、内向、焦虑、抑郁、自负性格的人易患消化性溃疡,长期愤恨、处于紧张状态下的人易患消化性溃疡。近来的研究发现,消化性溃疡患者发病前的一个重要生理因素是胃蛋白酶原的水平较高,但高水平的蛋白酶原本身并不等同于消化性溃疡,只有在紧张等情绪的刺激下,人才容易得消化性溃疡。

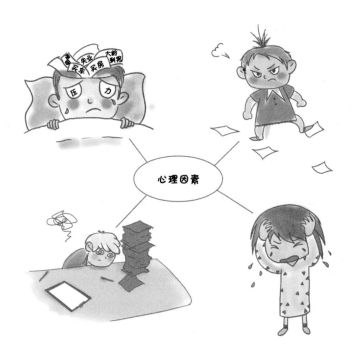

高胃蛋白酶原血症的患者有两个典型的性格特征,一是竞争性格,二是过分自我抑制。因此,保持心情舒畅是防治消化性溃疡的一项重要措施。

心理应激可引起胃液分泌增加,动物实验和临床研究都证实了应激和胃酸分泌的关联。愤怒、激动、焦虑、恐惧可使胃液分泌和酸度升高,长期的情绪焦虑可使充血的胃黏膜发生糜烂。因此,现在已将消化性溃疡列为心身疾病的范畴,除一般的饮食和制酸等治疗外,还应逐步消除心理、社会因素的紧张性刺激。对于消化性溃疡患者而言,危害最大的情绪是恼怒、忧愁等,病后应注意调节,做到乐观豁达,节制恼怒,避免情绪上的大起大落。

24 消化性溃疡有什么临床表现?

有些消化性溃疡患者的症状明显,有些患者的症状不明显。因此,临床上应根据具体情况去分析、确诊。消化性溃疡的临床表现主要包括以下两个方面。

(1)上腹疼痛及不适感　①周期性,大多数反复发作,病程中出现发作期与缓解期互相交替。②节律性,即疼痛与饮食之间呈一定的规律性,胃溃疡疼痛多在餐后半小时出现,持续 1 ~ 2 小时后逐渐消失,直至下次进餐后重复上述规律;十二指肠溃疡疼痛多在餐后 2 ~ 3 小时出现,持续至下次进餐,进食或服用制酸剂后可缓解。

(2)消化道症状　胃溃疡患者由于进食后不久即会出现疼痛,故一些患者会产生惧食,食欲下降,以致体重减轻;部分患者有反酸,伴有嗳气、腹胀。一般是进食前反酸明显,进食后嗳气、腹胀明显。幽门附近的溃疡患者由于溃疡周围充血、水肿刺激了幽门活动,影响胃内容物排空,导致胃潴留或刺激胃壁出现逆蠕动,患者可出现恶心、呕吐。有部分患者以呕吐或黑便为首发症状,还有因胃穿孔后腹部剧烈疼痛或出现板状腹而就诊的。对于这些消化性溃疡的严重并发症患者,应立即采取紧急抢救措施,如果治疗不及时,则会危及生命。

25 胃溃疡有什么表现？

胃溃疡的上腹部疼痛多为局限性、缓慢性和节律性，部位常在剑突下或偏左。疼痛多在餐后0.5~2小时发作，经1~2小时胃排空后缓解，其规律是进食、疼痛、缓解。本症起病多缓慢，病程可长达数年或数十年，往往伴有嗳气、反酸、流涎等症状。对于胃底贲门区溃疡、幽门管溃疡、胃小弯巨大溃疡、多发性溃疡等特殊类型溃疡的患者，疼痛往往不典型，尤须注意。

胃溃疡患者缓解期多无明显体征，发作时仅上腹部有压痛，压痛点常在中上腹或偏左处。后壁穿透性溃疡在背部第11或第12胸椎的两旁常有压痛。

26 十二指肠溃疡有什么表现？

十二指肠溃疡主要表现为腹部疼痛，特征常为反复性、局限性、节律性和周期性。本病起病缓慢，病程长达数年或数十年，多局限在上腹部。十二指肠溃疡多在剑突下偏右，而且多在空腹时疼痛，一般在餐后3~4小时发作，进食后缓解，其规律是进食、缓解、疼痛。少数患者可以完全没有症状，但有一部分患者的征象是呕血、黑粪。极少数患者首发症状是急性穿孔。

其他症状可概括为以下几点：①反酸和泛口水；②烧心，即胸骨后烧灼感，这是十二指肠溃疡患者较常见的症状；③十二指肠溃疡患者食欲通常较好，是因为频繁进食可使疼痛缓解，体重常常增加，但当发生慢性十二指肠梗阻时，体重会减轻；④不少十二指肠溃疡患者伴有肠易激综合征，这些患者可以表现为便秘和左下腹痛，疼痛呈持续性，排便后缓解；⑤十二指肠溃疡患者有时可因溃疡慢性失血而导致贫血。

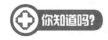 **你知道吗?**

　　十二指肠溃疡的疼痛可以自上腹中线向其他部位放射,如向背部、肋缘和胸部放射。患者的疼痛性质和强度变化很大,可以是钝痛,也可以是灼痛或饥饿样痛。有时疼痛也可周期性发作持续几天或几周,继而缓解。其疼痛发作还与季节有关,秋末冬初最多,且疼痛与饮食、精神刺激、疲劳以及治疗反应等亦有关。

27 消化性溃疡大出血有什么临床表现?

　　(1)**血象变化**　大出血初期,由于周围血管收缩与红细胞重新分布等生理调节,血红蛋白、红细胞和细胞压积的数值可无改变。在出血 6 ~ 12 小时后,由于组织间液体进入血循环,使血红蛋白与红细胞稀释而数值降低。出血后白细胞数值增加。

　　(2)**发热**　中等量或大出血患者,常伴有发热,一般在 24 小时内即可出现,多数在 38.5 ℃以下,持续数日至一周不等。这是由于肠腔内血液分解产物的吸收、血容量减少、贫血、体内蛋白质被破坏、循环衰竭等使体温调节中枢不稳定所致。

　　(3)**周围循环衰竭**　失血后,血容量减少,血压下降,可引起心跳加快。若出血量过多,回心血量及心脏输出量减少,则可导致循环衰竭,同时呼吸功能亦会受到影响。由于心、脑、肾等重要器官的严重缺血、缺氧,休克将不可逆。当周围循环衰竭时,患者可表现为烦躁不安、疲倦、心慌、头痛、恶心、口渴、呼吸困难(缺氧)、皮肤苍白,有时有发绀、四肢厥冷、脉搏细弱甚至不能扪及,血压降低甚至测不出。持续性大出血可造成少尿或无尿,严重的可引起急性肾衰竭。

（4）**氮质血症** 许多消化性溃疡患者在大出血后的最初几天内可出现氮质血症。当继续出血时，血中氮的含量亦逐渐增加。一方面是由于溃疡出血，肠腔内的血液蛋白质经消化分解，产物被吸收入血，引起氮质血症；另一方面是因为大出血可引起肾功能减退，不能排出氮质，因而产生氮质血症。

28 消化性溃疡的中医辨证分型有哪些？

消化性溃疡的辨证要点在于分清气、血、寒、热、虚、实。气者，则为胀痛或攻痛，痛无定处；血者，则为刺痛，痛有定处，按之痛甚；寒者，多为暴痛，喜暖喜热，手足不温；热者，多为胃脘灼痛，口干，喜冷饮；虚者，胃脘隐痛，按之较舒，缠绵不愈；实者，痛势急迫或剧痛，新病体实，痛则拒按。消化性溃疡的具体分型如下。

（1）**肝胃气滞型** 胃胀而痛，攻撑胁肋，痛无定处，烦躁易怒，遇情志不遂而加重，嗳气频作，矢气较舒。舌苔薄白，脉沉弦。

（2）**肝胆郁热型** 胃脘灼痛，痛势急迫，心烦易怒，嘈杂反酸，口干而苦，喜食冷饮。舌质红，苔黄少津，脉弦而数。

（3）**瘀血阻络型** 胃脘痛如针刺或痛如刀割，痛处固定，拒按，或见呕血、便血。舌质紫暗或有瘀斑，脉涩。

（4）**脾胃虚寒型** 胃痛久延，隐隐作痛，喜暖喜按，得食则缓，时吐清水，纳呆，神疲乏力，消瘦，手足欠温，大便溏薄。舌质淡，脉细弱。

（5）**脾胃阴虚型** 胃脘隐隐作痛，午后尤甚，心中烦热，嘈杂，口舌糜烂，口燥烦渴，手足心热，食少，消瘦，大便干。舌红少苔，脉细数。

29 胃溃疡与胃癌如何区别？

胃溃疡是良性病变，胃癌是恶性肿瘤，因二者的预后不同，如何将二者区分开来就显得尤为重要。其实，只要细心观察，胃溃疡与胃癌还是容易区分开的。

（1）**年龄与病程** 胃溃疡多见于青壮年，大部分患者都有上腹痛，而且呈周期性发作，每次疼痛可持续几天、几周甚至几个月，然后有一定时期的缓解，之后又再发作，常迁延多年。而胃癌多见于 40 岁以上的人群。

（2）**一般情况** 胃溃疡患者一般情况良好，食欲尚可，对药物治疗反应好，很少发生贫血，全身淋巴结无肿大。早期胃癌患者一般无明显不适。但胃癌一经出现上腹痛等症状，便呈进行性加重，病情发展快，病程短，患者食欲较差，晚期可无食欲，全身呈进行性消瘦，多有贫血，在左锁骨上可触及肿大淋巴结，上腹有时可摸到肿物。

（3）**疼痛的规律性** 胃溃疡的疼痛多与饮食关系密切，即餐后半小时开始，疼痛持续几个小时，有烧灼感，其后逐渐消失，直至下次进食后再次发生上述节律。服碱性药物后，疼痛可以缓解。胃癌的疼痛无规律性，与进食无关，进食后疼痛可加重，也可减轻；疼痛性质不定，可以是钝痛或剧痛，常有饱胀感；晚期疼痛加重，多为持续性。

（4）**辅助检查** 进一步检查需做胃液分析、脱落细胞、大便潜血等实验室检查，以及 X 线钡餐、胃镜等特殊检查。将这些检查与患者的病史、症状和体征相互对照，医生才能从中得出正确的结论。这就要求患者不仅要做一名被检者，而且要做一名合作者。无数事实证明，医生和患者配合良好，是提高疾病确诊率的重要一环。

正确区分胃溃疡与胃癌，不仅关系到如何选择治疗方法，甚至关系到患者的生命安危。二者虽属性质完全不同的两种疾病，但在临床表现上往往有许多相似之处，特别是"溃疡型胃癌"更是如此，所以极易造成误诊。为了不致贻误病情，普通大众最好也能了解一些胃癌相关的知识，以便提高警惕，尽量做到早发现、早治疗。

30 消化性溃疡的家庭护理应注意什么？

·了解消化性溃疡的基本知识，解除不必要的顾虑，避免精神紧张，适当调整生活方式，劳逸结合。

·注意生活要规律，保证休息。大便潜血阳性者，应卧床休息 1~2 周。

·给予易消化、富含营养的饮食，少食多餐，定时进餐，勿暴饮暴食，避免进食不易消化、生冷和刺激性食物，戒烟忌酒。

·按照医嘱，腹痛者可腹部热敷或适当应用解痉止痛药物。溃疡急性发作、腹痛剧烈者适当禁食，酌情补充水和电解质，维持酸碱平衡。反酸严重者可适当给予氢氧化铝凝胶治疗。

·十二指肠球部溃疡一般不会癌变，而少数难治的胃溃疡有可能癌变，应遵照医嘱定期做胃镜复查。

31 胃溃疡可以预防吗？

胃溃疡是可以预防的。日常生活中要减少各种刺激因素对胃黏膜的损伤，从而可以减少和预防胃溃疡的发生。胃溃疡的预防应做到如下几点。

（1）**饮食有节** 按时进餐，少荤多素，少食多餐，细嚼慢咽，多食面米，少嗜烟酒，少食油炸刺激食物。

（2）**坚持锻炼** 饭后摩腹，晨起散步等。

（3）**和悦情志** 少怒少恼，豁达大度。

（4）**起居有常** 按时起卧，尤忌熬夜。

（5）**有病早治** 有病及时就医，治疗其他疾病时应顾及脾胃。

32 什么是胃黏膜脱垂？

胃黏膜脱垂是由于异常松弛的胃黏膜逆行突入食管或向前通过幽门管脱入十二指肠球部，临床上以后者多见。一般认为，因胃黏膜慢性炎症，黏膜下结缔组织较松，黏膜易在肌层上滑动，当胃窦蠕动时，很容易将黏膜皱襞推送入幽门，形成胃黏膜脱垂。本病常见于 30～60 岁的成年人，男性发病率高于女性。临床上可无症状，亦可表现为不规则的上腹痛、嗳气、恶心、呕吐或并发上消化道出血等。诊断主要依靠 X 线钡餐检查，典型者十二指肠球底部有伞状或罩状的凹陷缺损，这是由于胃黏膜皱襞脱垂入十二指肠球部所致。一般认为，胃黏膜脱垂是胃窦部黏膜皱襞活动度过大和强烈的胃蠕动相互作用的结果。

胃黏膜脱垂属中医学"胃脘痛"的范畴，多因饮食不节、劳倦过度损伤脾胃，正气耗伤，失于升提，胃黏膜松弛下脱所致。临床以脾气虚弱、气虚下陷与肝胃失和、气机郁滞最为多见，可用益气补脾、疏肝调气等法治疗。

你知道吗？

胃窦部的黏膜为什么会松弛和脱垂？

（1）有的人胃窦部黏膜下结缔组织较松弛，和其相贴的肌层粘连不紧，当胃频繁蠕动时，黏膜易在肌层上滑动形成许多更大的皱襞致使其堆积、延长和垂落。

（2）黏膜肌层先天性发育不良或中老年人生理性退行性改变，在胃窦部收缩时肌层没有足够的力量，不能使胃窦部黏膜皱襞保持正常的纵形，而是把黏膜皱襞卷成环形推入幽门口。

33 胃黏膜脱垂有什么临床表现?

· 无规律性的上腹痛,常伴腹胀、嗳气、恶心和呕吐。进食可诱发或加重上腹痛,呕吐后上腹痛可缓解。睡眠时右侧卧位可使疼痛加剧,反之左侧卧位时疼痛可减轻。服用抗酸或抑酸药物一般无效。

· 如果脱垂的黏膜严重阻塞幽门口,可出现梗阻的症状,表现为持续性剧烈上腹痛,频频呕吐,呕吐物为隔夜的食物,嗳气加重。

· 上消化道出血(由脱垂的黏膜糜烂或溃疡所致),可出现呕血或柏油样便。

· 患者逐渐消瘦,上腹有压痛。如有慢性出血,颜面呈贫血貌。严重脱垂者,偶可在上腹部扪到柔软的凸形包块。

本病与慢性胃炎、胃溃疡、十二指肠溃疡等疾病的症状有相似之处,仅凭临床表现较难诊断,胃镜检查是确诊本病的重要依据,上消化道钡剂造影也能帮助诊断。

34 胃黏膜脱垂如何预防?

预防胃黏膜脱垂的主要措施包括以下几方面。

· 少食多餐,每日可进食4~6次,宜吃流质或半流质食物。

· 饭后应站立或缓步走动几分钟。

· 忌食刺激性食物或调味品,如辣椒、芥末、花椒、姜、葱、蒜等。

· 睡眠或躺卧时,应采取左侧卧位。

· 忌服对胃有刺激的药物,如消炎痛、阿司匹林、水合氯醛、保泰松、去痛片和水杨酸钠等。

· 戒烟戒酒,特别要禁饮烈性白酒。

35 什么是胃下垂?

有些人吃完饭喜欢松一松裤腰带,而饭后松解裤腰带会使腹腔内压下降,这样对消化道的支持作用就会减弱,消化器官的活动度和韧带的负荷量就会相应增加,从而容易引起胃下垂。

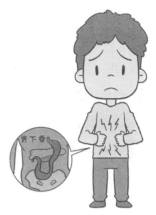

胃下垂是指胃离开正常位置,向下移位或移动。在病因作用下,胃小弯弧线最低点下降至髂嵴连线以下,致使十二指肠球部向左偏移,立位时,胃的下缘达盆腔者,便为胃下垂。胃下垂常是内脏下垂的一部分,多见于瘦长体型及经产妇,主要是因胃膈韧带、肝胃韧带松弛无力及腹壁肌肉松弛引起,下垂明显者,常伴有上腹部不适或隐痛、腹胀、恶心、嗳气、便秘等症状。

你知道吗?

有研究结果显示,人体的消瘦与胃下垂关系密切。当患者患有胃下垂时,胃排空变得迟缓,食物进入肠管受阻,在胃内滞留时间过长,容易发酵而产生有害物质,刺激胃壁,诱发和加剧胃炎等病症,使患者消化功能失常,从而导致消瘦。

36 胃下垂有什么临床表现?

轻度胃下垂多无症状。胃下垂明显者,可有上腹部不适、易饱胀、厌食、恶心、嗳气及便秘等表现,多与胃肠动力及分泌功能低下有关。餐后、经常站立及劳累时,上腹部不适可加重。此外,常有其他内脏下垂的表现,以及站立性昏厥、低血压、心悸等表现。偶可并发胃扩张和胃扭转。

胃下垂患者肋下角常小于90°，站立时因胃下移，手按于患者上腹部时易触及搏动较明显的腹主动脉。以双手托扶患者下腹部向上移动，常使患者有上腹坠胀减轻的感觉。上腹部压痛点可因卧位、立位的变动而不固定。有些患者因胃排空延缓可出现振水声。

37 胃下垂的中医辨证分型有哪些？

胃下垂是由多脏腑、多层次、多功能失调所致。其辨证分型多为虚实互见、寒热夹杂之证。

(1)气虚下陷型　脘腹胀满，隐隐作痛，体重肢困，倦怠嗜卧，饮食无味，面黄肌瘦。舌淡，苔白，脉缓无力。

(2)气虚血瘀型　胸膈痞塞，脘腹坠胀，脐上刺痛，按之濡软，形体消瘦，面色晦暗。舌质暗淡或有瘀斑，苔薄白，脉沉细或涩。

(3)肝脾失调型　脘腹胁痛，性急烦躁，嗳气，呃逆，吞酸，恶心欲吐。舌红，脉弦细。

(4)脾胃阴虚型　纳呆消瘦，皮肤干燥，脘痞不适，饥而不欲食，干呕呃逆，胃中灼热，口渴喜饮，大便干结。舌红少津，脉细数。

(5)饮邪内蓄型　胃部痞满，呃逆，张力低，胃有振水声。舌淡，苔白，脉细。

(6)脾胃阳虚型　脘腹胀满冷痛，喜热饮，喜温喜按，呕吐清水，食少腹泻，气短乏力。舌苔白滑，脉沉弱。

(7)脾虚夹滞型　乏力，食少，口苦或口酸，嗳气，便溏。舌淡胖，苔黄腻，脉细数。

38 你了解胃息肉和胃癌吗?

胃息肉是指发生于胃黏膜的良性肿瘤或炎性增生,可分为两类:一类为腺瘤性息肉,又称息肉样腺瘤,属于良性肿瘤,但易恶变;另一类为炎性增生而形成的息肉,亦称假息肉。胃息肉多为单发,偶尔多发。胃息肉好发于胃窦部,大小从 1 mm 至 1 cm 不等,可有蒂或无蒂,一般认为宽基底胃息肉表面可恶性变。胃息肉早期症状不明显,如有合并症,则症状与慢性胃炎相似。本病多见于慢性萎缩性胃炎患者,伴低酸或无酸症。经 X 线或胃镜检查确诊后,应手术或胃镜直视下摘除。据有关资料报道,胃镜检查中,胃息肉检出率为 0.52% ,发病年龄以 70 ~ 80 岁居多,男女比例相近。

胃癌是由于胃黏膜不断受到破坏而损伤,并在不断增生修复的过程中,再生的幼稚细胞受到诱变因素或致癌因素的作用,而发生分化障碍,形成不典型的增生,经过一个相当长的演变过程发生癌变。患者会出现上腹部疼痛、胀满,并日益加剧,食欲减退,迅速消瘦,伴有出血、呕血等严重症状,应引起高度警惕并及早治疗。

由于胃部疾病,一部分患者做了胃大部切除后若干年,在残留的胃中发生癌病变的称为残胃癌。据临床研究资料表明,残胃癌的发病率有逐年上升的趋势。所以,一方面应严格规定胃切除的适应证;另一方面胃切除术后的患者应定期复查,警惕残胃癌发生的可能。

第二章
与胃病相关的检查

1 与胃病相关的检查有哪些?

关于胃病的检查,采用哪种方法较好,需要根据不同的患者、不同的病情、不同的体质甚至不同的年龄来决定。

(1)X 线钡餐检查　此检查比较方便,一般人都易于接受,尤其适用于年幼或体弱的患者。但须注意,凡有胃出血和已有穿孔征象者要严禁使用。此种检查方法也有其局限性,不能直接观察到胃黏膜的表面情况,因此一些小的病灶,尤其是早期胃癌多不易被发现。

(2)胃镜检查　此检查可直接观察胃黏膜情况,还具有可钳取活组织病理检查和细菌检查的特点,对发现早期癌变具有重要意义。凡是怀疑罹患胃癌的患者,或经 X 线钡餐检查而不能确诊的患者,都应该做胃镜检查。但它不适合于病情严重的患者、昏迷不醒不能配合检查者以及年迈体弱者。

(3)B 超检查　此检查可以粗略反映胃黏膜有无损害、肿块等,如发现可疑时,应进一步做其他检查。超声胃镜具有胃镜与 B 超的双重优越性,但检查费用昂贵。

(4)抽血检查　此法可以测定血清幽门螺杆菌抗体,诊断胃内有无幽门螺杆菌感染;还可以测定血清胃泌素,诊断有无胃泌素瘤。血清的一些肿瘤标志物,可以协助诊断有无胃部肿瘤等。抽血检查虽然方便,便于普及,对一些疾病有一定的参考价值,但必须承认该方法对胃病的诊断价值有限,如发现有异常,还应当进一步做其他检查。

(5)CT检查 此检查对肝、胰等实质性脏器有较大临床诊断价值,但对空腔性脏器,如胃、肠道等意义不大。

检查胃病尤须重视两个方面:一是对临床表现的认真了解和仔细研究;二需通过仪器与相关实验方法进行检查。对于大多数人来说,在对一些医学知识学习和了解后,通过对疾病的有关症状进行对照比较,可初步自测可能得了"胃病",以便及早就医诊治。医生则通过对患者临床表现的收集、分析、比较,采取有效的综合检查方法,进一步做出明确诊断,以便正确对症治疗,并在可能条件下,对"胃病"治疗全过程予以详细指导。

❷ 胃溃疡X线钡餐检查有哪些表现?

X线钡餐检查,又称X线钡餐造影。患者口服硫酸钡充盈剂,经X线透视时可将胃的内轮廓清楚地显示出来,有助于诊断胃溃疡、十二指肠溃疡、胃下垂、幽门梗阻、胃黏膜脱垂等病症。

胃溃疡患者胃壁上的小块缺损,多呈圆形或卵圆形,在造影时被钡剂填入充盈,此时在X线照射下,会发现胃轮廓上有一龛影突出于轮廓线之外,这便是胃溃疡的征象,即X线诊断胃溃疡的直接征象。

X线诊断胃溃疡还有许多间接征象,也就是从胃的功能改变来诊断。如胃张力增强引起的痉挛,常使胃溃疡对侧的胃壁收缩,使胃呈现葫芦形或哑铃形,即双腔胃。胃排空障碍也是常见的间接征象,尤其多见于幽门及十二指肠溃疡。

X线钡餐检查时可能会对胃溃疡患者造成出血或穿孔,所以如果患者有出血、突然剧痛等症状时,不宜做此项检查。

➕ **你知道吗?**

> X线钡餐检查的原理:胃壁与其周围组织密度差别不大,普通X线检查不能显影,而口服硫酸钡中的钡元素的原子序数高,X线不易透过,所以在荧光屏上可清晰呈现其覆盖的胃黏膜面及其胃部影像。

③ 哪些人群需要尽早做胃镜检查?

凡是原来患有胃溃疡、胃息肉、胃黏膜肠上皮化生和不典型增生、萎缩性改变者,以及做过胃部切除手术者,至少应该在6~12个月内做胃镜复查,以便及时发现有无癌变征象。

有以下症状且怀疑有胃病可能的人群,应当尽早做胃镜检查:①长期、反复上腹部疼痛者;②长期上腹部或右上腹部饱胀不适者;③反复恶心、呕吐、吐酸水、呕血或黑便者;④不明原因的食欲减退、体重减轻或贫血者;⑤进食特别是进食较干燥食物时吞咽困难者;⑥上腹部出现包块和(或)锁骨尤其左侧锁骨上出现淋巴结肿大者。

④ 胃镜检查的优势是什么?

胃镜检查是目前对大部分胃病最有诊断价值和最常用的方法之一。医生将镜身(在喷雾麻醉状态下)从患者口腔经咽直接伸入至胃腔,能够清楚、直观地看到胃内黏膜的情况,具有视野广、检查安全、图像直观、诊断准确及时等特点,特别是能清楚地检查到胃内有无溃疡和出血,还可分辨出是胃息肉或是胃癌等病症。

胃黏膜活体组织检查(简称胃黏膜活检)是胃镜检查的主要内容之一,它对确诊有着重要的意义。当医生需要对某处胃黏膜进一步检查时,可用活检钳从胃镜身内的一个专用孔道插入,钳取一小块胃黏膜做病理学检查,这种检查即胃黏膜活检。

胃黏膜活检具有很重要的临床诊断价值:①胃黏膜活检可以防止误诊和漏诊。胃镜检查一般只能初步判断胃溃疡的性质,但要进一步确诊胃溃疡是良性还是恶性,就必须做胃黏膜活检。胃黏膜活检可以及早发现胃溃疡、癌前病变、癌变和其他胃病。通过对胃黏膜活检,可发现患者胃黏膜的肠上皮化生和异型增生(又称不典型增生),即胃癌的癌前病变。定期复查并做胃黏膜活检,可发现早期胃癌,同时还可诊断萎缩性胃炎和其他疾病。②胃黏膜活检还可以确定有无幽门螺杆菌感染。

胃镜不仅可以用于诊断,还可用于治疗。如发现胃出血时,可用微波或激光止血,使患者免受手术之苦。一般来说,慢性胃炎、胃部肿瘤、消化性溃疡的患者适宜做胃镜检查。

⑤ 胃镜检查的缺点是什么?

胃镜检查有很大的优越性,但也有其局限性和缺点:①由于胃的形状不规则,胃镜不可能看清胃的每个细微处,且有些部位属胃镜检查盲区;②就目前情况而言,胃镜检查还不可能像 X 线临床检查那样普及和方便;③胃镜检查时镜身通过患者口腔,经食管而入胃,易给患者带来较大不适,不易为患者所接受;④一些病情较重的患者,如大出血导致的休克、心脏功能不健全、年迈体虚、年幼或昏迷者,则不宜做胃镜检查。

⑥ 你了解超声胃镜和电子胃镜吗?

在胃镜前端装置超声探头,即成超声胃镜。超声胃镜插入患者胃内,可以紧贴在胃壁上进行超声波检查,除了能观察胃内病变外,还可对胃壁及周围组织脏器进行超声探测,对占位性病变可以测量其浸润范围及周围浸润的情况,适用于中晚期癌变范围大小的测量。

电子胃镜对胃内的微小变化和微小胃癌的检出率大大提高,这对早期预防、早期诊断、早期治疗胃癌有非常重要的临床意义。

7 检测幽门螺杆菌常用的方法有哪些?

检测有无幽门螺杆菌感染,常用的方法有以下几种。

(1)**呼吸试验** 其原理是根据幽门螺杆菌含有丰富的尿素酶。此法安全可靠,快速而无痛苦,还可以作为治疗后疗效的观察依据。

(2)**组织学检查** 将钳取的小块胃黏膜,经染色切片后在显微镜下观察细菌形态,以确定有无幽门螺杆菌感染。此种诊断方法十分可靠。

(3)**尿素酶试验** 又称快速尿素酶试验,是目前临床上运用最广且最便捷的检测方法,只需将钳取的胃黏膜组织放入尿素酶快速诊断试剂盒中,30分钟内颜色变红,则提示有幽门螺杆菌感染。

(4)**血清学检测** 体内若感染幽门螺杆菌,则血清内可产生幽门螺杆菌抗体,如抗体效价高,则提示幽门螺杆菌生长旺盛。

8 胃液可能出现哪些异常情况?

胃液分析是诊断胃病的常用方法之一,主要是抽取胃液进行测定与检查,从而判断不同状态下的胃液是否正常。检查时,患者在空腹状况下,将胃管从鼻腔内插入,经食管到达胃腔,抽取胃液,每15分钟抽取1次,一共抽取4次,将抽取的胃液计量做胃酸测定。临床上将这4次抽取的胃酸总量称为基础胃酸分泌量。随后,在患者皮下注射胃酸刺激剂,继续抽取胃液,也是每15分钟抽取1次,共4次。注射胃酸刺激剂后收集的胃酸总量,称之为最大胃酸排出量。从注射胃酸刺激剂后4次抽取的胃液中取连续两次最高的胃酸排出量之和乘2,称为高峰排酸量。

· 通常情况下,正常的胃液量为 20 ~ 100 mL,平均 50 mL 左右。如空腹胃液增多,有可能是幽门梗阻或肠梗阻。正常胃液无色、稀薄、酸性、有少量黏液,pH 值为 0.8 ~ 1.8。如果胃液变红或呈咖啡色即表示出血,如呈黄色则表示胆汁反流。

· 如果基础胃液的分泌量大于正常值,提示有十二指肠溃疡的可能性。如基础胃液的分泌量明显增高,大于 10 mmol/h,应考虑有胃泌素瘤的可能;如大于 15 mmol/h,则具有诊断价值。

· 正常人在注射胃酸刺激剂后,一般最大胃液分泌量平均值为(16. 26 ± 8. 61) mmol/h。若注射胃酸刺激剂后,胃酸的 pH 值不能降至 7 以下,则有可能是胃酸缺乏;pH 值不能降至 3. 5 以下,则为胃酸偏低,这些都提示该患者有罹患萎缩性胃炎或胃癌的可能。一般胃溃疡患者很少缺乏胃酸,但如果胃溃疡患者胃液分析证实缺乏胃酸,则应高度怀疑有胃癌病变的可能。

如果胃液潜血试验阳性,又能排除由于外插管导致的外伤性出血,则应考虑为溃疡出血或胃癌。如胃液中发现有白细胞增多,则提示可能伴有感染。如胃液中发现有癌细胞,则可确诊为胃癌。

9 胃肠道的激素有哪些?

胃肠道分泌失调会导致多种疾病的发生,故医学上常利用放射免疫等方法测定胃肠道激素水平,从而诊断疾病。经常检测的胃肠道激素有胃动素、胃泌素、胃蛋白酶原、胰高血糖素、胆囊收缩素等。以下就血清胃泌素测定、血清胃蛋白酶原测定作简要介绍。

(1)血清胃泌素测定 胃泌素是由胃窦部及十二指肠近端黏膜中 C 细胞分泌的一种胃肠激素,具有多种生理功能,主要作用于胃壁细胞刺激其分泌盐酸,也可刺激胰液与胆汁的分泌,或轻微刺激主细胞分泌胃蛋白酶原。检测血清胃泌素可以诊断十二指肠溃疡。一般正常人空腹血清胃泌素量为

20～30 ng/L,最多不超过 100 ng/L,十二指肠溃疡患者的空腹血清胃泌素含量与正常人相似,但其餐后的该项指标往往会比正常人高。

(2)**血清胃蛋白酶原测定** 胃蛋白酶原是由胃黏膜主细胞分泌的,并无活性,当它进入胃以后,由于胃酸和已激活的胃蛋白酶的自身催化作用使之成为有活性的胃蛋白酶。胃蛋白酶的增加与酸度的增高,促使组织内的蛋白质发生水解,出现自身消化,从而诱发溃疡。所以胃蛋白酶对十二指肠溃疡的形成有重要作用。用放射免疫法测定胃蛋白酶原的含量水平,可以帮助临床诊断十二指肠溃疡与胃溃疡。

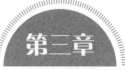

第三章
中医绿色疗法防治慢性胃病

1 摩腹可以治疗胃痛吗?

回答是肯定的。所谓摩腹,指的是对腹部进行规律、有序的按摩,可以自我按摩,也可以由医生按摩。由于腹部脏器是消化、吸收器官,中医称其为气血生化之处,所以摩腹有助于消化,防治胃病。

自我按摩腹部时,患者应处于平卧位,自然呼吸,单掌或双掌重叠,掌心贴腹壁,男子以左掌贴腹,女子以右掌贴腹,以脐为中心,绕脐做圈状摩腹,并由小圈至大圈做螺旋形转动,直至扩大到腹壁边缘,上至剑突,下达耻骨联合上,先顺时针,后逆时针,各按摩 36 圈,然后起床散步。按摩动作要协调、柔和,精神要轻松自然,如若配合饮食疗法,改变不良饮食习惯、注重保暖等将会有更好的效果。一般每日 3~4 次。必须指出的是,有急腹痛者,不能随便使用本法,必须查清原因后,再行处理。

2 哪些按摩方法可以治疗胃痛?

●●● **按揉法一** ●●●

【取穴】肝俞、脾俞、胆俞、胃俞。若背部有压痛区,以推压痛区为主。

【手法】以按揉为主,术者用大鱼际、掌根或前臂附着于上述穴位或压痛区,用腕关节转动回旋来带动大鱼际、掌根,或用肘关节的旋转带动前臂。手法由轻揉而逐渐加重,频率80~100次/分,每天治疗2次,10次为1个疗程。病史较长或饮食欠佳者,另加捏脊疗法。

【主治】胃痛。

●●● **按揉法二** ●●●

【取穴】腹部腧穴区、足三里、内关、合谷、上脘、中脘、建里、下脘、脾俞、胃俞。

【手法】①患者屈膝屈髋,平卧于床上,放松腹部,手掌置于腹部,向顺时针、逆时针方向各摩腹100次,可双手交替进行。当腹部热感透达深部时,常可听到肠鸣音及排气,疼痛随之缓解。②点揉足三里穴,点后有酸、麻、胀、重的感觉,并向脚趾放射较好。点揉2~3分钟。③点揉内关、合谷穴效果也较好,每次每穴点揉2分钟,患侧可重点点揉,双侧交替进行。④点按上脘、中脘、建里、下脘穴各1分钟。⑤嘱患者俯卧位,术者双手掌揉按脾俞、胃俞2~3分钟。⑥轻柔和缓地进行腹式呼吸,吸气时腹部向内收缩,呼气时腹部向外鼓起,反复做约5分钟。⑦双手交替拍击腹部,结束手法。

【主治】胃痛。

●●● 按揉法三 ●●●

【取穴】中脘、梁门、内关、足三里。

【手法】①揉中脘：患者取仰卧位，双手掌重叠紧贴中脘穴，以顺时针方向旋转按揉 1~2 分钟，再逆时针方向旋转按揉 1~2 分钟。②推梁门：双手掌重叠，置于腹部，先从右肋弓至左肋弓到脐，再回到右肋弓，顺时针方向旋转推梁门穴 1~2 分钟，再逆时针方向旋转推梁门穴 1~2 分钟。③推揉内关：用拇指指峰贴于内关穴按揉，左、右两穴交替进行，每穴各 1~2 分钟。④推揉足三里：患者取坐位，用右手拇指峰贴于右侧足三里穴按揉 1~2 分钟，再换左手拇指贴于左侧足三里穴按揉 1~2 分钟。按揉频率不要过快，需使穴位有酸胀感。

【主治】胃痛。

●●● 按揉法四 ●●●

【取穴】伏兔穴。

【手法】应用点按疗法。患者用手中指指腹以顺时针方向用力向下按揉伏兔穴，以该穴局部出现酸、麻、重、胀、痛的感觉为佳。

【主治】胃痛。

3 如何自我按摩治疗慢性胃炎？

（1）按揉中脘穴　用右手食指、中指、无名指三指的指腹按在胃部，左手食指、中指、无名指三指压在右手的中三指上，两手同时用力，以顺时针方向围绕着中脘穴（剑胸结合至脐孔连线的中点）轻轻按揉 36 圈。

（2）按揉章门穴　以中指指端或螺纹面轻轻按揉第 11 肋端处的章门穴 1 分钟，以感到微微酸胀为宜。

（3）擦胁肋　以双手掌面置于两侧胁肋部，做由上向下来回往返的斜擦

1 分钟,以感到局部有温热感为佳。

(4)按揉足三里 用左、右手拇指分别按揉两侧足三里穴 1~2 分钟。足三里是足阳明胃经之合穴。因为脾为后天之本,气血生化之源,所以经常按摩足三里可以调节和振奋脾胃功能,促进多种消化酶的分泌,帮助消化,同时可以提高机体免疫力。

4 如何自我按摩治疗胃溃疡?

(1)上腹部按摩 上腹部是足太阴脾经、足阳明胃经两经循行之处,经常按摩腹部可以促进气血流通,调和脾胃气机,帮助溃疡康复。方法是于睡前平卧床上,右手掌心向下平放于上腹部,左手轻压于右手背上,以轻力向下压并同时向右下腹按摩,经过左下腹、左中腹,最后回至上腹部。一般连续、反复按摩 30 圈,更换左、右手位置,再反方向按摩 30 圈。本法具有促进胃肠蠕动及胃肠壁毛细血管血流灌注的作用,因而有利于溃疡的愈合。

(2)一指禅疗法 患者用右手大拇指掌面自剑突下沿左肋缘下推,再以背侧指关节沿着左肋缘上收,这样反复推收,直到局部发热。然后换手,方法同前。由于反复地一推一收按摩局部,可以促进胃部血液循环,增加胃蠕动,所以可以作为治疗胃溃疡的一个重要手段。

(3)手掌按摩 机体的功能活动均可反射到手上,因而可以实施手掌区域按摩疗法。方法是以大拇指根部鼓起的部位(即大鱼际外上方)为中心,用拇指强力按压,也可顺便按摩该部位周围感到疼痛之处。左、右手交替按摩约5分钟。本法适用于胃溃疡胃酸分泌较多的患者。

5 如何自我按摩治疗胃下垂?

胃下垂患者应加强自我保健,现将胃下垂患者自我按摩的方法简述如下。

(1)仰卧抬腿 取仰卧位,双下肢伸直,交替抬高 5~6 次。

（2）**收腹抬双腿**　取仰卧位，双下肢伸直，双下肢同时抬高并做收腹 5～6 次。

（3）**仰卧踏车**　取仰卧位，双下肢交替"踏车"（即双下肢模拟踩自行车样做踏车动作），约 2 分钟。

（4）**仰卧抱膝**　取仰卧位，屈髋屈膝，双手抱膝约 5 分钟。

（5）**仰卧起坐**　取仰卧位，双手抱头，做收腹动作，起坐，再恢复至仰卧位，如此重复做 20 次。

（6）**屈膝抬臀**　取仰卧位，屈膝，双足平踩床面，使臀离开床面，重复抬臀动作约 20 次。

上法隔日 1 次。多数胃下垂患者为体质瘦弱的中老年人，因此，运用自我保健方法宜渐次增量，由少及多，开始时不一定要全套动作都做，随着锻炼时间的增多，可逐步养成强身健体的好习惯。

⑥ 哪些按摩方法可以治疗胃下垂？

按摩治疗胃下垂的原则是补中益气，健脾和胃。临床常选用膻中、中脘、天枢、气海、关元、膈关、脾俞、胃俞、大肠俞、足三里、百会、公孙等穴，并运用揉法、摩法、按法、托法、颤法、插法、拿法及拇指禅推法等按摩法治疗，具有较明显的效果。

●●● 推法治疗胃下垂 ●●●

【取穴】膻中、中脘、气海、关元、天枢、足三里、脾俞、胃俞、膈关、谚语等穴。

【手法】①患者取仰卧位，术者坐于患者右侧，先用拇指禅推法自膻中向下经中脘、气海至关元止推约 3 分钟，然后用拇指按揉中脘、天枢、气海穴，每穴 1 分钟。再将四指并拢，以螺纹面着力，根据胃下垂程度自下向上边颤边托,同时随患者呼吸时腹部上下起伏而用力,约3分钟。接着用拇指禅推法施治于足三里穴,约2分钟。②患者取俯卧位,术者仍处于原处,用拇指禅推法施治于脾俞、胃俞,约2分钟,再用按揉法顺膀胱经自上而下往返4~5次。③患者取坐位,将其左臂和肘弯曲放于背后腰臀部。术者以右手四指并拢,掌心向上,指尖由左肩胛骨内下缘的膈关、譩譆穴向斜上方插入肩胛骨与肋骨之间2~3寸,同时左手掌心顶住患者左肩峰,两手呈合拢之势,持续1~2分钟后,患者即感胃有上提之意,随之缓缓将右手收回,进出约2~3次。同法用左手插右肩胛内下缘。上法每日或隔日1次。

●●● 推摩法治疗胃下垂 ●●●

【取穴】脾俞、胃俞、大肠俞、三焦俞、承山、关元、中脘、足三里、公孙、印堂、百会、合谷等穴。

【手法】①患者取俯卧位,术者坐或立其体侧,以手掌推揉、多指揉、拇指交替按压背腰两侧膀胱经,并拇指按压脾俞、胃俞、大肠俞,约5分钟。两掌分置于胃俞、三焦俞处用震颤法,震颤约2分钟。提拿腰背部两侧肌肉,揉拿小腿部承山穴,约2分钟。②患者仰卧位,术者坐其体侧,用手掌推摩腹部5分钟,再用拇指按压(加颤)关元、中脘穴约3分钟,然后用多指提拿两侧腹肌,约2分钟。用拇指按揉足三里、公孙穴,每穴按揉2分钟。③在颌部及颞部做大鱼际揉法,约2分钟。再用拇指按揉印堂、百会、合谷穴,每穴按揉1分钟,配合深呼吸上提两臂。上法每日或隔日1次。

●●● 旋摩点揉法治疗胃下垂 ●●●

【取穴】中脘、上脘、关元、足三里、脾俞、胃俞、三焦俞等穴。

【手法】①旋摩法:患者取仰卧位,术者站其右侧用手掌按摩上腹部,双掌交替着力,沿升、横、降结肠方向,自右而左旋摩运转,反复施术5分钟。②小鱼际揉法:用右手小鱼际着力于腹部疼痛处,缓慢而柔和地揉动,反复施术3分钟。③掌托法：右手全掌着力，自脐下徐徐向左上腹推托15次左右。④穴位点揉：用大拇指指腹点揉上脘、中脘、关元、足三里，以中脘为主，必须让患者产生酸胀或热感，每穴点揉50次左右。然后嘱患者取俯卧位，术者沿膀胱经点压脾俞、胃俞、三焦俞各50次，最后用旋摩法结束。每日1次，1周为1个疗程。

●●● 推揉按压法治疗胃下垂 ●●●

【取穴】中脘、巨阙、天枢、气海、脾俞、胃俞、膈俞、足三里、肾俞、八髎、大肠俞、百会、公孙、内关等穴。

【手法】脾胃虚寒型胃下垂用补中益气法：患者取仰卧位，术者以两手拇指指腹揉中脘、巨阙4～5分钟，压放天枢3分钟；中指轻揉气海2分钟。然后患者取俯卧位，术者用掌根或鱼际揉、压、搓、颤脾俞和胃俞各5分钟（以腹部有微热感为度），以拇指揉按膈俞和足三里各1分钟。

脾肾阳虚型胃下垂用健脾固肾法：患者取仰卧位，术者用掌根逆肠道走行方向推、揉、按、压数遍。然后患者取俯卧位，医生以掌根揉、搓肾俞和八髎穴至腹部发热为度。

上面两种方法完成4～5分钟后，再按揉大肠俞、百会、公孙、内关穴各1～2分钟。15天为1个疗程，平均治疗3～4个疗程。本法适合于病程较长的胃下垂患者。

●●● 揉颤擦按摩法治疗胃下垂 ●●●

【取穴】肾俞、胃俞、脾俞、中脘、关元、足三里、三阴交等穴。

【手法】操作手法主要为揉、颤、擦。患者取俯卧位，术者以大鱼际快擦两侧肾俞至脾俞，以灼热感为度，各持续约3分钟；再两拇指同时揉两侧的脾俞、肾俞，以胀痛感为度，各持续约半分钟；然后两掌跟分别着力于两胃俞，向下重压猛颤10余次，以腹内有升提感为度。令患者仰卧，术者两手掌相并着力于腹部胃的投影区,向上缓缓揉颤,但手不要离开皮肤,以腹内有升提或舒适感为度,持续 5 分钟;再用拇指颤中脘、揉关元,以腹内有温热感为度,各持续 1 分钟;然后两拇指同时按压两侧足三里、三阴交,以强得气感或腹内有紧缩感为度,各持续半分钟。

【随症加减】头晕失眠或多梦者,加拇指按压枕骨下缘、百会、神门、肝俞、太冲。腰膝酸软或痛者,加掌揉痛处,拇指按压腰眼、委中、膝眼、太溪。便溏或五更泄者,加拇指按压水分、天枢、长强,掌擦腰股部。食后饱胀、口淡乏味、食欲减退者加捏脊法。每次 20 分钟,每日 1 次,30 次为 1 个疗程,疗程之间间隔 10 天。

••• 按摩热敷法治疗胃下垂 •••

【取穴】中脘、梁门(右)、下脘、太乙、脾俞、胃俞、三焦俞等穴。

【手法】①患者取仰卧位,术者用右手按摩患者上腹部,着重中脘、梁门(右)、下脘穴,一般按摩 5~6 分钟。随后以右手拇指按压在梁门(右)穴 3~5 分钟,至指下有温热感止。②术者用右手拇指按太乙穴,逐渐加力,使患者感到酸、沉、胀时,推向中脘穴,重复 5 次。③术者用大鱼际揉上腹部,以中脘为重点施治 3~5 分钟。④患者取俯卧位,术者用双手拇指分别按揉两侧脾俞、胃俞、三焦俞各 30~50 次。

施行上述手法后,上腹部用石蜡饼或热水袋热敷 20~30 分钟。每日 1 次,24 次为 1 个疗程。

⑦ 按摩治疗慢性胃病需要注意什么?

·按摩必须重视手法。在按摩(或称推拿)疗法中,手法的优劣直接影响治疗效果,所以必须讲究手法的操作技巧和应用。《医宗金鉴·正骨心法要旨》说:"法之所施,使患者不知其苦,方称为手法也。"

按摩手法的基本要求是持久、有力、均匀、柔和、深透。①持久,是要求手法能持续一定的时间,保持动作和力量的连贯性。②有力,是要求手法必须具备一定的力量,并根据患者体质、病情和施术部位而增减。③均匀,是要求手法动作协调而有节奏,用力要稳,不能时轻时重。④柔和,是要求手法灵活,用力要缓和,不能生硬粗暴。⑤深透,是指患者对手法刺激的良性感应和手法的治疗效应。这样,才能产生良好的治疗作用。

·按摩疗法对单纯性慢性胃炎如慢性浅表性胃炎、消化性溃疡,以及胃下垂等病症均有较好的治疗效果。治疗过程中,若配合其他相关的疗法如药茶疗法、药膳疗法以及针灸疗法等,会获得满意的疗效。

·应注意按摩疗法的禁忌证,如慢性萎缩性胃炎出现癌变倾向(或恶化趋势)时,须及时改变治疗方法。消化性溃疡急性穿孔患者,不可运用按摩疗法,以免贻误病情。若伴发有严重心、脑以及肺疾病的患者或体质过于虚弱者,不能承受按摩疗法的刺激,应考虑用其他方法治疗。

·妊娠 3 个月以上的腹部、腰部、髋部,按摩刺激有引起流产的可能,不可使用按摩疗法,须改用其他方法。

·精神病患者、不配合操作者,应列为按摩疗法的禁忌证。

8　敷贴疗法治疗胃痛的方法有哪些?

●●● 归参乳没止痛糊 ●●●

【原料】当归 30 克,丹参 20 克,乳香 15 克,没药 15 克,姜汁适量。

【制法】将当归、丹参、乳香、没药分别拣除杂质,洗净,晒干或烘干,切碎后共研为极细末,加姜汁调制成糊状,备用。

【敷贴法】取药糊分别涂敷于上脘、中脘、足三里穴。

【主治】胃痛。

●●● 白芥子细辛止痛丸 ●●●

【原料】白芥子40克,细辛40克,甘遂10克,延胡索10克,生姜汁适量,麝香少许。

【制法】将白芥子、细辛、甘遂、延胡索分别拣除杂质,洗净,晒干或烘干,共研为极细末,用生姜汁调和成如花生米大的药丸,药丸中心放少许麝香即成。

【敷贴法】将制成的白芥子细辛止痛丸用4厘米见方的胶布固定,敷贴于足三里、天枢、阴陵泉、中脘、上脘、胃俞、脾俞、大肠俞等穴,每次选贴6个穴位,每周1次。

【主治】胃痛。

●●● 茱萸止痛散 ●●●

【原料】吴茱萸15克,香醋适量。

【制法】将吴茱萸拣除杂质,洗净,晒干或烘干,研为极细末,装瓶防潮,备用。

【敷贴法】用香醋将吴茱萸细末调成糊状,敷贴于鸠尾穴。

【主治】胃痛。

●●● 椒姜附术止痛糊 ●●●

【原料】川椒100克,炮姜100克,生附子100克,檀香100克,苍术200克,生姜汁适量。

【制法】将川椒、炮姜、生附子、檀香、苍术分别拣除杂质,洗净,晒干或烘干,切碎后共研为极细末,装瓶防潮,备用。

【敷贴法】取上述药末30克,另用鲜生姜汁调和成稠糊状,敷贴于中脘、足三里穴,或脾俞、胃俞穴,以油纸盖好,胶布固定。两组穴交替使用。

【主治】胃痛。

●●● 栀子附片胃痛消 ●●●

【原料】栀子6克,香附6克,黄芩6克,郁金12克,大黄8克,延胡索粉6克,白酒适量。

【制法】将栀子、香附、黄芩、郁金、大黄分别拣除杂质,洗净,晒干或烘干,与延胡索粉共研为极细末,装瓶防潮,备用。

【敷贴法】取上述药末,加白酒调成糊状,于睡前敷贴于膻中穴,用绷带包扎,再用胶布固定,次日取下。每日换1次。

【主治】虚寒型胃痛。

●●● 肉桂姜附止痛散 ●●●

【原料】肉桂50克,干姜50克,香附80克,荜茇40克,木香40克,丁香15克,肉豆蔻30克,茯苓50克,附子30克。

【制法】将以上9味药分别拣除杂质,洗净,晒干或烘干,共研成细粉,备用。另将铁粉、木屑粉置容器内,加入催化剂,配成溶液。再将上述药物细粉加入,搅拌均匀,装入布袋,即成。

【敷贴法】将药袋包摩擦发热后敷贴在胃脘部,每日换1次,7天为1个疗程。一般需1~2个疗程,重者需2~4个疗程。

【主治】寒凝、气滞或脾胃虚寒型胃痛。

⑨ 敷贴疗法治疗消化性溃疡的方法有哪些?

●●● 吴茱萸膏 ●●●

【原料】吴茱萸15克,生姜汁适量。

【制法】将吴茱萸研末,每次取 3~5 克,用生姜汁调成膏状。

【敷贴法】将调好的膏状物敷在脐上,用纱布固定,同时加以艾条悬灸。

【主治】适用于胃脘胀痛、嗳气吞酸的肝气犯胃型消化性溃疡。

●●● 川皮胡萸膏 ●●●

【原料】川楝子 30 克,青皮 30 克,延胡索 30 克,吴茱萸 30 克。

【制法】取川楝子、青皮、延胡索、吴茱萸共研细末,每次取 3~6 克。

【敷贴法】先用 75% 乙醇局部消毒脐中,然后趁湿将药粉填塞入脐,外加纱布以胶布固定,每日 1 次,10 天为 1 个疗程。

【主治】适用于肝气犯胃型消化性溃疡。

●●● 附桂四香丸 ●●●

【原料】附子 20 克,肉桂 20 克,炮姜 20 克,小茴香 20 克,丁香 20 克,木香 20 克,香附 20 克,吴茱萸 20 克,麝香 0.1 克,生姜汁适量。

【制法】取附子、肉桂、炮姜、小茴香、丁香、木香、香附、吴茱萸共研为细末,加入适量的生姜汁,调和成膏状,制成梧桐子大小的药丸。

【敷贴法】取少量麝香(约 0.1 克)填入脐中,再将药丸压碎放于麝香上面,外以胶布贴紧,每日 1 次,10 天为 1 个疗程。

【主治】适用于胃寒型消化性溃疡。

●●● 巴豆椒香膏 ●●●

【原料】巴豆 3 粒,胡椒粉 3 克,公丁香 3 克,红枣肉 10 枚,生姜汁适量。

【制法】取巴豆、胡椒粉、公丁香共研为细末,加入红枣肉捣烂如泥,再加入适量的生姜汁调和如膏状,备用。

【敷贴法】每次取蚕豆大小药膏,摊于纱布中央,贴于脐上,胶布固定,每日换药 1～2 次,10 天为 1 个疗程。

【主治】适用于胃寒型消化性溃疡。

●●● 白芷生姜膏 ●●●

【原料】白芷 15 克,面粉适量,生姜汁适量。

【制法】白芷烘干研细末,和适量面粉调匀。

【敷贴法】用生姜汁调敷脐上。

【主治】适用于胃寒型消化性溃疡。

●●● 仙人掌膏 ●●●

【原料】仙人掌适量。

【制法】取仙人掌去刺捣烂。

【敷贴法】将捣烂的仙人掌摊于纱布上敷脐,胶布固定,每日换药 1 次, 10 天为 1 个疗程。

【主治】适用于胃热型消化性溃疡。

●●● 蒲黄五灵脂乳没散 ●●●

【原料】五灵脂 15 克,生蒲黄 15 克,乳香 15 克,没药 15 克。

【制法】取五灵脂、生蒲黄、乳香、没药,共研成细末。

【敷贴法】用脱脂药棉黏附适量药粉呈小球状放于脐中,用胶布固定,每 日换药 1～2 次,10 天为 1 个疗程。

【主治】适用于瘀血阻滞型消化性溃疡。

10 敷贴疗法治疗胃下垂的方法有哪些?

●●● 二子健胃饼 ●●●

【原料】蓖麻子 10 克,五倍子末 2 克。

【制法】将五倍子壳内外杂屑刷净,晒干或烘干,研成细末过筛。选用饱满而洁白的蓖麻子,拍碎,捣烂成糊状,与五倍子细末充分拌和均匀,制成直径约 1.5 厘米、厚 1 厘米的药饼即成,备用。

【敷贴法】将药饼紧贴于百会穴,用洁净的纱布覆盖,绷带固定,贴好后于每日早、中、晚各 1 次以热盐水瓶置于药饼上热熨 15 分钟左右,2 天更换药饼 1 次。

【主治】胃下垂。

●●● 升麻益胃敷贴饼 ●●●

【原料】蓖麻子 10 克,升麻粉 2 克。

【制法】将蓖麻子拣除杂质,捣烂如泥,调拌入升麻粉,制成直径 2 厘米、厚 1 厘米的圆饼,备用。

【敷贴法】将药饼紧贴于百会穴,用洁净的纱布覆盖,绷带固定,贴好后每天热熨药饼 3 次,每次 30 分钟,5 天后更换药饼。

【主治】胃下垂。

11 敷贴疗法治疗慢性胃病应该注意什么?

(1)散剂　①散剂一定要研成极细末,不可有粗粒存在,有条件者宜用细网筛(150～200 目筛)过筛。②散剂一般应加入芳香开窍、渗透力较强的药物。③散剂敷料在存放时应注意防潮、防霉、防虫蛀等。④凡调拌后的敷料在临床上一般只使用 1 次,但如果是药性较强的敷药,可连续使用 2 次。

（2）糊剂 ①糊剂的药物一定要加工研细,新鲜品以捣烂为准。②凡对皮肤有刺激或过敏的药物,均不宜过久敷贴。③糊剂敷贴后,为加强药物的渗透性,可以根据病情变化,在包扎纱布的外面适当淋洒少许白酒、醋或其他药液等。

（3）饼剂 ①饼剂药物多选用新鲜药物配制,而有些药物需蒸熟敷贴,此类药物不能久蒸,以蒸熟立即应用为度,以免药性散失。②凡外伤出血或皮肤溃烂等,不宜用饼剂敷贴。③敷贴饼剂后,患者应减少走动,以避免饼剂散落。

（4）膏药 ①膏药的熬炼一定要掌握火候,用火不可太猛或太弱,否则膏药会粘的不牢固,药性效果发挥差。②要在敷贴膏药中掺入丹药时,丹药不可太多,可根据病情,适当添加少量镇痛、祛风、散寒或芳香类丹药即可。③敷贴膏药时应掌握膏药的温度,切忌过热烫伤皮肤。④敷贴膏药后皮肤呈水泡状,可用消毒过的毫针点破水泡,隔两日后视情况决定是否再次敷贴膏药。

12 治疗胃痛的脐疗方法有哪些?

••• 行气拈痛膏 •••

【原料】香附 10 克,木香 6 克,小茴香 5 克,乳香 5 克。

【制法】将香附、木香、小茴香、乳香分别拣除杂质,洗净,晒干或烘干,共研为极细末,过筛,收取过筛的细末放入小锅中,加水适量,大火煮沸后,改用中火熬炼成膏状,即成。

【操作】先用热好的膏药热熨胃脘部（其热度以患者能承受为限）。待膏药冷却后,外贴于脐中及中脘穴。

【主治】气滞引起的胃痛。

●●● 吴萸丁香散 ●●●

【原料】吴茱萸 15 克,丁香 3 克。

【制法】将吴茱萸、丁香分别拣除杂质,洗净,晒干或烘干,研为极细末,过筛,将极细药末用醋调为糊状,即成。

【操作】将调好的吴萸丁香糊敷于脐部,以纱布覆盖,并用胶布将其固定在脐部。

【主治】寒凝引起的胃痛。

●●● 止痛散 ●●●

【原料】干姜 15 克,白芷 10 克,细辛 10 克,薄荷脑 3 克。

【制法】将干姜、白芷、细辛分别拣除杂质,洗净,晒干或烘干,与薄荷脑共研为极细末,过筛,备用。

【操作】用时取上述药末适量,调为糊剂,敷于脐上,以塑料薄膜或胶布固定。痛止即可去掉。

【主治】寒凝气滞引起的胃痛。

●●● 艾叶莱菔散 ●●●

【原料】艾叶 10 克,白檀香 5 克,莱菔子 15 克。

【制法】将艾叶、白檀香、莱菔子分别拣除杂质,洗净,晒干或烘干,切碎,共研为极细末,过筛,备用。

【操作】取上述药末,加大米饭适量拌匀,共捣如糊状,敷脐上,外以纱布覆盖,胶布固定。

【主治】寒凝食结引起的胃痛。

●●● 陈皮三香丸 ●●●

【原料】陈皮 5 克,木香 3 克,丁香 2 克,降香 3 克,桂皮 4 克。

【制法】将陈皮、木香、丁香、降香、桂皮分别拣除杂质后,共研为极细末,过筛,备用。

【操作】用上述药末,以水和为丸,填脐中,外用暖脐膏封固。

【主治】气滞引起的胃痛,对兼有呕吐、呃逆等症者也有较好的疗效。

●●● 细辛温胃膏 ●●●

【原料】细辛 2 克,胡椒粉 3 克,公丁香 3 克,红枣 10 枚(去核),生姜汁适量。

【制法】将细辛、胡椒粉、公丁香分别拣除杂质,晒干,共研为极细末,过筛,备用。

【操作】取上述药末,与红枣共捣烂,再将生姜汁调和揉拌如厚膏状,用时取一撮如蚕豆大,摊放于一块纱布中央,敷在患者脐孔上,外以胶布固定。每日换药 1 ~ 2 次,10 天为 1 个疗程。

【主治】脾胃虚寒引起的胃痛。

●●● 荜茇暖胃散 ●●●

【原料】荜茇 15 克,延胡索 15 克,生姜 15 克,丁香 5 克,肉桂 5 克,黄酒适量。

【制法】将荜茇、延胡索、生姜、丁香、肉桂分别拣除杂质,洗净,晒干或烘干,共研为极细末,过筛,收取过筛细末,装瓶防潮,备用。

【操作】每次用时取药末 20 克,加入黄酒适量,调和成糊状,涂敷于患者脐中(神阙穴)及中脘穴上,盖以纱布,胶布固定。每日换药 1 次,敷至症状解除为止。

【主治】脾胃虚寒引起的胃痛。

●●● 加减承气散 ●●●

【原料】生大黄 20 克,玄明粉 20 克,栀子 20 克,香附 20 克,郁金 20 克,滑石 40 克,甘草 10 克,生姜汁 100 毫升。

【制法】将生大黄、玄明粉、栀子、香附、郁金、滑石、甘草分别拣除杂质,晒干或烘干,共研为极细末,过筛,装瓶防潮,备用。

【操作】用时取药末 5 克,以姜汁(3 毫升)调成糊状,敷于脐部,外用胶布固定,每日换药 1 次。

【主治】胃肠实热引起的胃痛。

●●● 大黄消滞散 ●●●

【原料】生大黄 10 克,降香 5 克,莱菔子 30 克。

【制法】将生大黄、降香分别拣除杂质,洗净,晒干或烘干,共研为极细末,过筛,备用。莱菔子拣除杂质后,放入砂锅,加水适量,大火煮沸后,改用小火煨煮 30 分钟,用洁净纱布过滤,去渣,收取滤汁后再放入砂锅,用小火浓缩至近干时,离火,收取莱菔子浓缩汁,待用。

【操作】将莱菔子浓缩汁调和上述药末,使之成黏稠糊状,敷于脐中,外用塑料薄膜覆盖,胶布固定。

【主治】饮食积滞引起的胃痛。

●●● 加味失笑散 ●●●

【原料】五灵脂 12 克,蒲黄 10 克,乳香 8 克,没药 8 克,木香 10 克。

【制法】将五灵脂、蒲黄、乳香、没药、木香分别拣除杂质,晒干或烘干,共研为极细末,过筛,装瓶防潮,备用。

【操作】每次取药末适量,用脱脂棉薄裹如小球状,填塞脐中,外以胶布固定。隔日换药 1 次,通常填药 1～10 次,痛即缓解。

【主治】血行瘀滞引起的胃痛。

●●● 加味川楝子散 ●●●

【原料】川楝子 6 克,延胡索 6 克,香附 6 克,白芷 10 克,生姜汁适量。

【制法】将川楝子、延胡索、香附、白芷分别拣除杂质,洗净,晒干或烘干,共研为极细末,过筛,装瓶防潮,备用。

【操作】用时取药末适量,以生姜汁调拌为糊状,敷于脐部,外以纱布覆盖,胶布固定。每日换药 1 次。

【主治】气机郁滞引起的胃痛。

●●● 清胃膏 ●●●

【原料】栀子 20 克,淡豆豉 15 克,生香附 10 克,生姜汁适量。

【制法】将栀子、淡豆豉、生香附分别拣除杂质,放入容器,共捣至糊烂,加入生姜汁,拌匀后继续捣至极烂,制成厚膏,备用。

【操作】取上述厚膏适量,敷贴于脐中,盖以纱布,用胶布固定。每日换药 1 次,至痊愈为止。

【主治】胃中郁热引起的胃痛。

---

13 治疗慢性胃炎的脐疗方法有哪些?

●●● 吴茱萸良姜散 ●●●

【原料】吴茱萸 12 克,高良姜 15 克,木香 5 克。

【制法】将吴茱萸、高良姜、木香分别拣除杂质,洗净,晒干或烘干,切碎或捣碎,同装入消毒纱布袋中,扎紧袋口,备用。

【操作】将药袋盖敷在脐上,再用热水袋熨之,每次 1~3 小时。

【主治】胃寒引起的慢性胃炎之疼痛,可温中降逆、行气止痛。

●●● 姜葱艾叶饼 ●●●

【原料】生姜 30 克,葱白 20 克,艾叶 10 克。

【制法】将艾叶拣除杂质,洗净,晾干后切碎,与生姜、葱白共捣烂如泥,做成小圆饼即成。

【操作】将制成的小圆饼敷在脐部,并用暖水袋熨之,每次熨 1 小时。

【主治】慢性胃炎、胃寒引起的胃脘部发凉,胀满疼痛,恶心呕吐等。

14 治疗胃溃疡的脐疗方法有哪些?

●●● 仙人掌敷脐方 ●●●

【原料】鲜仙人掌 30 克。

【制法】将鲜仙人掌刷洗干净,除去仙人掌刺,切碎后捣烂,搅成浓稠糊状即成。

【操作】取仙人掌浓稠糊,用消毒纱布包裹,敷于脐上,用胶布固定,每日换药 1 次。

【主治】胃溃疡出血。

●●● 荜茇延胡索敷脐方 ●●●

【原料】荜茇 15 克,延胡索 15 克,丁香 15 克,肉桂 15 克,黄酒适量。

【制法】将荜茇、延胡索、丁香、肉桂共研细末,加黄酒适量调成糊状。

【操作】取药糊涂敷脐部及中脘穴上,盖以纱布,胶布固定,每日换药

1 次。

【主治】虚寒性胃溃疡。

15 治疗胃下垂的脐疗方法有哪些?

••• 蓖麻五倍糊 •••

【原料】蓖麻子 10 克,五倍子 5 克。

【制法】将蓖麻子、五倍子分别拣除杂质,洗净,晾干后共捣为泥糊状即成。

【操作】将蓖麻五倍糊敷于脐部,每日早、中、晚各热敷 1 次,隔 4 天换药 1 次。

【主治】胃下垂。

【注意】孕妇及吐血者忌用。

••• 暖胃灸脐散 •••

【原料】黄芪 15 克,党参 15 克,升麻 15 克,白术 10 克,白芍 10 克,枳壳 10 克,生姜末 10 克,柴胡 6 克。

【制法】将生姜末晒干,备用。黄芪、党参、升麻、柴胡、枳壳、白术、白芍分别拣除杂质,洗净,晒干或烘干,共研为极细末,与生姜末充分混合均匀,过筛后,装瓶防潮,备用。

【操作】用时取药末 10 克填入脐(神阙穴)内,铺平呈圆形,直径约 2 ~ 3 厘米,再用 8 厘米 ×8 厘米胶布贴紧,每 3 天换药末 1 次,每日隔艾灸灸 1 次(药与艾之间放一圆形金属盖),艾灶高约 1.5 厘米,连灸 3 壮,以 1 个月为 1 个疗程。

【主治】胃下垂。

16 治疗胃痛的艾灸疗法有哪些?

●●● 间接灸法 ●●●

【取穴】中脘、胃俞、足三里。

【操作】隔姜灸或隔附子饼灸,每穴 3~5 壮。

【主治】本法适用于各型胃痛。

●●● 化脓灸法 ●●●

【取穴】膏肓俞(双)、胃俞(双)、膻中、中脘、肾俞(双)、足三里(双)。

【操作】每次选取 5 穴,自上而下,先背后腹进行施灸,每穴 3 壮。

【主治】本法适用于各型胃痛。

●●● 温灸器疗法 ●●●

【取穴】上脘、中脘、天枢、神阙、脾俞、胃俞、足三里、关元。

【操作】按温筒灸法常规施灸,每次选 2~4 穴,每穴灸 15~20 分钟,每天灸治 1 次。

【主治】胃痛。

【注意】以上各穴根据病情及施灸情况交替使用。

●●● 温针灸疗法 ●●●

【取穴】中脘、天枢、气海、内关、足三里、神阙。

【操作】按温针灸法常规操作,每次选 2~4 穴,每穴灸 10~15 分钟,每天灸 1 次,5~7 次为 1 个疗程,疗程间隔 2~3 天。

【主治】胃痛。

【注意】可根据病情适当选配脾俞、胃俞、肝俞、肾俞、上脘、关元、公孙等。

●●● 艾炷灸疗法一 ●●●

【取穴】足三里、中脘、胃俞、脾俞。

【操作】按艾炷灸法常规操作,每穴灸 5~7 壮,隔日 1 次,10 次为 1 个疗程。

【主治】本法适用于虚寒型胃痛,若胃酸过多可配巨阙、阳陵泉、膈关等穴。

●●● 艾炷灸疗法二 ●●●

【取穴】中脘、梁门、足三里。

【操作】按艾炷灸法常规操作,每日施灸 1 次,每穴 3~5 壮,10 次为 1 个疗程。

【主治】本法适用于实证胃痛。

●●● 艾炷灸疗法三 ●●●

【取穴】中脘、胃俞、脾俞、足三里、内关。

【操作】按艾炷灸法常规操作,每日施灸 1 次,每穴灸 3~5 壮,10 次为 1 个疗程。

【主治】本法适用于虚证胃痛。

●●● **艾条灸疗法** ●●●

【取穴】中脘、胃俞、脾俞、梁门、足三里。

【操作】按艾条温和灸法操作,每穴每次灸 10 ~ 15 分钟,每日灸 1 ~ 2 次,7 日为 1 个疗程。

【主治】肝气犯胃加太冲,寒邪犯胃加合谷,瘀血阻络加内关,便溏加天枢,虚证或实证胃痛者均可加减运用。

17 艾灸如何治疗慢性胃炎?

灸法是以艾绒为主要材料,点燃后直接或间接熏灼体表穴位的一种治疗方法。它能治疗针刺效果所不及的某些病症,或结合针法应用,更能提高疗效,是针灸疗法中的一项重要内容。运用艾灸疗法治疗慢性胃炎,可根据不同情况选择下列方法。

(1)灸神阙　先用细盐将肚脐填平,再取厚 0.2 ~ 0.3 厘米的姜片,中间用粗针刺数个小孔,然后置于盐上。最后取清艾绒一撮捏成圆锥状,大小如花生米,置于姜片上点燃,待燃尽后,易炷再灸。此方法多用于脾胃虚寒型慢性胃炎,症见胃痛隐隐、神疲乏力、面黄肌瘦者,每日灸 5 ~ 7 壮,连续灸 20 ~ 30 天,即可收到满意疗效。

(2)灸足三里　取清艾绒捏制成花生米大的艾炷,置于足三里处。皮肤上可擦少许凡士林或蒜汁,以便粘住艾炷,然后点燃,连灸 7 ~ 10 壮。如果是瘢痕灸,灸后可形成灸疮。瘢痕灸法主要适用于治疗慢性胃炎长期不愈者,既可调和胃气、保护胃黏膜,又可增强体质。如用艾条灸足三里,刺激较轻,可每天灸 20 ~ 30 分钟,连灸 10 ~ 15 天为 1 个疗程。艾条灸适用于慢性胃炎症状较轻者。

18 哪些艾灸方法可以治疗胃下垂?

••• 间接灸 •••

【取穴】足三里、中脘、气海。

【操作】隔姜灸或隔附子饼灸,每穴 5～9 壮,使胃部出现收缩感。

【主治】胃下垂。

【注意】灸后用右手虎口托住胃底部,缓慢用力向上推移,反复数次,同时嘱患者卧床休息 15 分钟左右。

••• 艾炷灸疗法一 •••

【取穴】梁门、中脘、关元、足三里、气海。

【操作】按艾炷灸法常规操作,每日施灸 2 次,每穴 5～10 壮,10 天为 1 个疗程。

【主治】各型胃下垂。

【注意】灸后可用右手虎口托住胃底部,用力缓缓向上推移,反复数次。

••• 艾炷灸疗法二 •••

【取穴】百会、足三里、关元、中脘、脾俞。

【操作】按照艾炷瘢痕灸法常规施灸,每次选用 2 或 3 个穴位,每穴每次施灸 3～5 壮,艾炷如枣核大或黄豆大,7 天为 1 个疗程。

【主治】胃下垂。

【注意】可根据灸疗情况及病情适当选配气海、天枢、三阴交、上脘等穴。

••• 艾条灸疗法 •••

【取穴】百会、关元、中脘、足三里、脾俞、胃俞。

【操作】按艾条温和灸常规施灸，每次选用 2～4 个穴位，每穴每次灸治 15～30 分钟，每日施灸 1 次，10 次为 1 个疗程。疗程间隔 5～7 天。

【主治】胃下垂。

【注意】可根据病情配灸气海、天枢、上脘、三阴交等穴。

••• 温灸器疗法 •••

【取穴】中脘、足三里、膏肓俞、胃俞、肾俞。

【操作】按温筒灸法常规施灸，每日 1 次，每次灸治 15～30 分钟，10 次为 1 个疗程。疗程间隔 5～7 天。

【主治】胃下垂。

19 艾灸疗法治疗慢性胃病需要注意什么？

艾灸疗法治疗慢性胃病，需对施灸的先后顺序、补泻方法，以及施灸的禁忌、灸后的处理等有充分的了解，才能充分发挥艾灸的治疗作用，才能将艾灸疗法运用得恰到好处。

(1)艾灸的顺序　唐代著名医家孙思邈在《千金要方》中记载："凡灸当先阳后阴，言：从头向左而渐下，次后从头向右而渐下，先上后下。"说明施灸时其顺序应先上后下，先背后腹，先头身后四肢。目前，临床应用中一般是先灸上部，后灸下部，先灸阳部，后灸阴部，壮数是先少而后多，艾炷是先小而后大。但在特殊情况下，则可酌情而灸，以施灸效果而定，如胃下垂选穴中有百会者，宜后灸之，即后灸百会以举陷。

(2)艾灸的补泻方法　对艾灸的补泻，在中医典籍《黄帝内经》中早有记载。《灵枢·背腧》曰:"以火补者,毋吹其火,须自灭也。以火泻者,疾吹其火,传其艾,须其火灭也。"这是古人对施灸补泻的具体操作方法。在临床上可根据患者的具体情况,结合腧穴性能,酌情运用。

(3)艾灸的适应证和禁忌证　艾灸的适用范围一般以虚证、寒证和阴证为主,对阴虚阳亢、邪热内炽的患者,慎用灸法。在施灸过程中,要注意施灸的部位禁忌,医学典籍中记载有"头者诸阳之会"之说,故头部不适宜多灸。另还需注意,孕妇的腰骶部和腹部也不宜施灸。此外,颜面五官、颈项部、阴部(及会阴部)、大血管附近、关节和肌腱处以及皮薄肌少的部位,均不宜使用化脓灸(即瘢痕灸)。

影响施灸量的因素有艾炷的大小和壮数、艾条灸的悬灸时间、刺激方式等。临床上一般根据患者的年龄、体质、病情、施灸部位等判定,并灵活掌握施灸的刺激量。

(4)灸后的处理　无论采用哪种灸法,都必须防止艾炷滚翻、艾火脱落,以免引起不必要的烧伤。施灸时应注意艾火勿烧伤皮肤或衣物。用过的艾条等,应装入小口玻璃瓶或铁筒内,以防复燃。如果采用化脓灸,灸的面积也不可过大,以免造成大面积烧伤。此外,对于灸疮,须护理得当,以防感染。在灸疮化脓期间,要注意适当休息,加强营养,保持局部清洁,并可用敷料保护灸疮,以防污染,待其自然愈合。如护理不当,灸疮脓液呈黄绿色或有渗血现象者,可用消炎药膏或玉红膏涂敷。施灸后,局部皮肤出现微红灼热,属于正常现象,一般无须处理。如因施灸过量,时间过长,局部出现小水泡,只要注意不擦破,可任其自然吸收。如水泡较大,可用消毒的毫针刺破水泡,放出水液,或用注射针(经消毒后)抽出水液,再涂以甲紫溶液,并以消毒纱布包敷,以防感染。

20 拔罐治疗慢性胃病的方法有哪些?

••• 火罐疗法 •••

【取穴】上脘、中脘、梁门、幽门、脾俞、胃俞、肝俞。

【操作】患者取适当体位,术者选用大型或中型火罐,将其吸拔于选取的穴位上,留罐 10 ~ 15 分钟。

【主治】虚寒性胃痛。

【注意】①溃疡病出血、穿孔等重症,忌用火罐疗法,应及时采取措施或外科治疗;②治疗期间,患者饮食宜有规律,忌食刺激性食物。

••• 闪罐疗法一 •••

【取穴】中脘、天枢、关元。

【操作】上述每穴施行闪罐 20 ~ 30 下,然后留罐约 10 分钟,每日 1 次。症状缓解后改为隔 1 日或 2 日施治 1 次。

【主治】各种胃部疾患引起的胃痛,如慢性胃炎、胃溃疡、胃痉挛、胃下垂、胃癌等。

••• 闪罐疗法二 •••

【取穴】中脘、内关、足三里、胃俞。

【操作】以闪火法在所选取的穴位拔罐,留罐 10 ~ 15 分钟。每日 1 次,10 次为 1 个疗程。

【主治】胃痛。

【加减】胃寒者在公孙穴加温针灸 3 ~ 5 壮;胃热者加针刺内庭穴;肝气犯胃者针刺(泻法)太冲穴,再在期门穴加拔火罐 10 ~ 15 分钟;脾胃虚寒者在脾俞、章门处加拔火罐。

●●● 拔罐刺血疗法 ●●●

【取穴】①大椎、肝俞、脾俞;②身柱、胃俞、中脘。

【操作】两组穴交替使用,每次用一组。在选定的穴位上,用三棱针点刺三下,然后用大小适宜的火罐以闪火法治疗,后扣在点刺的穴位上,使之出血,留罐10~15分钟,而后将罐起下,擦净血迹。每日或隔日1次。

【主治】胃溃疡。

【注意】①本病患者应注意饮食调理,少食多餐,以软食或易消化食物为主,忌食不易消化、生冷或刺激性食品;②注意调节情志,戒除烟酒。

21 拔罐疗法治疗慢性胃病应注意什么?

拔罐时要选择适宜的体位和肌肉丰满的部位。体位不当、移动,以及骨骼凸凹不平和毛发较多的部位均不适宜拔罐。

拔罐时要根据所拔部位的面积大小而选择适宜的罐。而且,操作时必须迅速,才能使罐拔紧,吸附有力。

应用投火法时,火焰须旺,动作要快,使罐口向上倾斜,避免火源掉下。应用闪火法时,棉花棒蘸酒精不要太多,以防酒精滴下。应用贴棉法时,须防止燃着的棉花脱下。应用架火法时,扣罩要准确,不要把燃着的火架撞翻。用煮水罐时,应甩去罐中的热水。

起罐,也称脱罐,可用一只手轻拿罐子,另一只手按罐口边的皮肤,两手协同,待空气缓缓进入罐内后(注意:空气进入罐内不宜太快,否则负压骤减容易使患者产生局部疼痛),罐即起下。起罐时,若罐吸附过强,切不可用力猛拔,以免擦伤皮肤。

拔罐后局部瘀血严重者,不宜在原处再拔。如留罐时间过长,皮肤出现水泡者,小的水泡一般不需处理,大的水泡可用毫针(经消毒)刺破,放出泡内液体,涂以甲紫(龙胆紫)药水,覆盖消毒敷料,以防止感染。

第四章
饮食疗法防治慢性胃病

1 胃病患者应忌食什么?

(1)忌烈酒 烈酒对胃黏膜有较大损伤,并会损害小肠超微结构,影响小肠的吸收功能,使维生素 B_1、维生素 B_{12}、叶酸等吸收减少,导致营养不良或出血。尤其是大于 $60°$ 的高纯度酒,可强烈刺激胃黏膜,使胃黏膜充血、水肿、糜烂甚至出血。同时,饮酒(尤其是嗜酒)会影响正常食欲,导致营养缺乏,而人体蛋白质、B 族维生素等的缺乏又会进一步引起胃黏膜炎症。长期酗酒还会损害肝脏与胰腺,进一步加重对胃的损害。

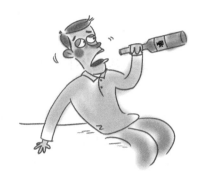
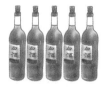

尽管有人认为,少量饮酒可促使胃液分泌,适量饮一些低度酒或果汁酒,

并注意不在空腹时饮用,问题不大。但应注意,胃病急性发作时,禁止饮酒。慢性胃炎等胃病患者原则上不宜饮酒,尤其是溃疡患者(伴出血、穿孔等症)以及胃手术后的患者均不应饮酒。

(2)**忌浓茶与浓咖啡** 浓茶与浓咖啡对胃黏膜有强烈的刺激作用,可诱发胃炎引起胃部不适、胃胀、胃痛、不思饮食等表现。现代医学研究资料表明,浓茶中的茶碱、鞣酸,浓咖啡中的咖啡因,都对胃肠道有刺激,使得胃酸分泌过于旺盛,由此增加了胃酸浓度,加重了对溃疡面的刺激,使溃疡部位的疼痛加剧,并可诱发溃疡面出血,导致消化性溃疡加重。所以,多饮浓茶、浓咖啡,特别是在空腹时饮用,对胃不利,尤其为慢性胃病者所禁忌。同样应慎食的还有过咸、过甜、过辛辣的食物。

(3)**忌烟** 烟草中的尼古丁对胃黏膜有明显的刺激作用,可使胃酸分泌增加。烟草中的烟碱会引起中枢性的恶心、呕吐或食欲下降,影响人体对营养物质的吸收。吸烟还会使胃黏膜血管收缩,减少黏膜的血流量,影响胃的功能。吸烟,尤其是嗜烟,还可使胆汁反流入胃,改变胃液的性质,破坏胃黏膜对胃的保护功能。

(4)**忌狼吞虎咽** 狼吞虎咽,不仅不能对食物充分咀嚼,而且不能使食物与唾液充分混合,以致食物入胃后不易被消化,易诱发胃炎,而已患胃炎的患者则不易痊愈。唐代医家孙思邈曾说过,"不欲极饥而食""不欲极渴而饮"。极饥而食,极渴而饮,则不免狼吞虎咽,加重胃的负担,诱发胃病。

(5)**忌食用坚硬、粗糙、油腻、过冷或过热的食物** 这些食物通常不易消化,而且会刺激和损伤胃黏膜,增加胃的负担。对原有胃寒的患者,过食生冷食物,可诱使胃痛发作或加剧,甚至引起反胃、呕吐,严重者可诱使消化性溃疡出血。

(6)**忌暴饮暴食** 中医学认为,"饮食自倍,肠胃乃伤。"说的是饮食一旦超过正常食量的一倍,必然会损伤胃肠的正常消化功能。现实生活中常见到这样的情况发生,有人大吃大喝、暴饮暴食后,浑身难受,大吐大泻。中医学认为,此为酒食损伤脾胃,脾胃功能失调所致。西医学将有此类临床症状表现者定名为"急性胃肠炎"。暴饮暴食会突然加重胃的负担,损害胃肠功能,严重时会诱发急性胃扩张或急性胰腺炎,极重时会危及生命。孙思邈认为,"食不可过饱""饮不可过多""饮食过多,则结积聚。渴饮过多,则成痰癖。"所以,对每个人来说,尤其是胃病患者,切不可暴饮暴食,以免进一步加重胃的负担。

② 胃痛患者应怎样调理饮食?

中医学认为,胃痛的病因主要有饮食不节、情志失调、寒邪外犯、中阳素虚等。其发病机理为胃气当以和为顺,如果胃气郁滞,和降失司,不通则痛。尽管胃痛的病机以气滞为主,但由于病因与病机复杂,常寒、热、虚、实夹杂,所以应当详细分辨而对症食疗。其辨证食疗措施如下。

(1)**气滞型** 此类患者除需调节情绪、心平气和外,食疗原则应以疏肝理气和胃为主,平时饮食宜平和清淡,忌油腻、辛辣、易胀气之品。食疗可选用小米、荞麦、刀豆、四季豆、白萝卜、胡萝卜、甘蓝、莲菜、橘子、橘皮、青皮、橙子、玫瑰花、花茶等。

(2)**胃寒型** 此类患者的食疗原则是温运脾阳、健胃和中,如遇外寒袭胃,则应散寒温胃、理气止痛。平素的食物应注意软、烂、温、熟,不可过食生冷寒凉之品,即使是炎热的夏季,也应忌食冷饮,少食生冷瓜果。食疗可选用韭菜、葱、大蒜、南瓜、辣椒、糯米、高粱、狗肉、羊肉、牛肉、鳝鱼、鲢鱼、青鱼、生姜、干姜、桂圆肉、荔枝、金橘、红糖、红茶等。

(3)**胃热型** 此类患者的食疗原则是清泻肝胃郁热、行气和胃止痛,平素饮食应以甘寒凉润为主,忌食辛辣火燥之品,但也不可过于寒凉。食疗可选用小米、小麦、荞麦、绿豆、苦瓜、黄瓜、芹菜、蒲公英、冬瓜、西瓜、梨、番茄、荸荠、香蕉、鸭肉、鸭血等。

(4)**阴虚型** 此类患者的食疗原则以滋阴生津养胃为主,佐以调气清热。平素所食忌干燥粗硬、辛辣油腻、烟酒浓茶。食疗应选择甘润生津之品,如地瓜、白萝卜、白菜、木耳、银耳、平菇、丝瓜、黄瓜、梨、西瓜、甘蔗、枇杷、百合、鸭蛋、绿茶等。

（5）**血瘀型**　此类患者的食疗原则应为化瘀通络、理气和胃。饮食忌大寒大凉、大辛大热，也忌腌制、高盐、熏炸食物，应选择活血化瘀之品，如生山楂、三七、当归、赤小豆、红高粱、桂圆肉、鳝鱼、红糖、生姜、玫瑰花、红茶等。

（6）**食积型**　此类患者的食疗原则是消食化积导滞、和胃降逆止痛。平素应少食多餐或短时间暂停饮食，忌油腻厚味，宜清淡爽口和易于消化之品。食疗可选用山楂、谷芽、麦芽、鸡内金、六曲、莱菔子、橘皮等。

（7）**脾虚型**　此类患者的食疗原则是健脾益气、和胃止痛。饮食忌暴饮暴食、油腻辛辣、过于寒凉，宜少食多餐，选取甘温平和、补中益气之品，如糯米、莲子、薏苡仁、山药、红枣、芡实、白扁豆、灵芝、猴头菇、香菇、蘑菇、木耳、鳝鱼、金橘等。

③ 根据季节变化，慢性胃病患者的饮食应如何调整？

一年四季，随着春夏秋冬的季节变化，慢性胃病患者在不同的季节吃什么，怎样吃，也应适时调整。

因时而宜，即根据四时季节变化，慢性胃病患者应选择适宜自己的饮食。我国医学典籍《黄帝内经》中就指出："春夏养阳，秋冬养阴，以从其根。"即春、夏季的饮食应有利于阳气保养，而秋、冬季的饮食则要有利于阴气维护，才有利于养生。所以，中医提出四季饮食"春宜甘平""夏宜清凉""秋宜甘润""冬宜温补"的总原则。甘平食物有益于脾胃和清肝，故而春季宜多食小白菜、油菜、胡萝卜、芹菜、菠菜、荠菜、马兰头、菊花脑等。夏季暑气旺盛，以甘寒清凉为宜，应适当添加清心火、祛暑热的食物，如黄瓜、苦瓜、绿豆、扁豆、赤小豆、薏苡仁、西瓜、冬瓜、丝瓜、茄子、番茄、杨梅、枇杷、鳝鱼等。秋季转凉，但偏于干燥，且余热还在，所以宜选用甘润的食物，以生津养胃润肺为主，如银耳、荸荠、百合、甘蔗、香蕉、梨、菠萝等。冬季寒冷，饮食应适当选择一些温补之品,如桂圆肉、红枣、核桃仁、牛肉、羊肉、狗肉等。

因时而宜,不仅要适应四时变化选择相宜的食物,而且还应避免进食与四时气候变化不宜的食物。需要强调的是,以上理论只是针对气候特点而选用,并不排斥其他一般常用的食物。

4 慢性胃病患者的饮食如何根据地域而调整?

我国地域辽阔,地理环境多样,不同地区居民生活、饮食习惯也相差较大。因此,不同地区慢性胃病患者吃什么,不可能也不应该强求一致。

因地而宜,指应根据本地区的地理特点、气候条件及生活习惯来选择适宜的饮食。例如,西北地区多高原,气温低且干燥,故饮食宜偏温润。而南方地势低洼,气温高,多雨水潮湿,所以食物宜偏辛燥。有些地区还有特有的饮食习惯,如四川人爱吃麻辣,湖南、湖北人爱吃辣椒,上海人爱吃甜食,山东人爱吃大葱,等等。对这些地域性的饮食偏好应当注意,不可与辅助治病的食疗混为一谈。

5 慢性胃病患者的饮食如何根据食物的属性而调整?

生活中可供人们食用的食物门类很多,品种也难以计数,且各种食物的营养成分、作用也不一样。中医理论认为,不同的食物有寒、凉、温、热之分,酸、苦、甘、辛、咸各异,因此,吃什么与怎样吃,也应根据食物的属性而选定。

因食而宜,是认真研究不同食物的属性,根据因人而宜、因时而宜、因病而宜、因地而宜的原则,正确而合理地选择适宜的食物,用以治病、保健、养生的方法。我国古代的医家非常重视这一问题,他们既推崇用食物治疗和保健,即通常所称的食治,而且更注重研究并正确选择、合理使用有效的食物,即所称的治食。当今,尤须引起重视的是,"盲目"进补、以"贵"为补的倾向应予以警示。对于胃病患者来说,在食物疗法中必须遵循的总原则,应是四个字——辨证施食。

宋代陈直在《寿老奉亲书》中指出,与用药一样,饮食也应注意"以冷治热,以热治冷,实则泻之,虚则补之",其关键在于"人若能知其食性,调而用之,则倍胜于药也"。古代医家这样的真知灼见,是很值得借鉴、学习、发扬的。

6 慢性胃病患者的饮食如何根据疾病而调整?

胃部疾病有许多种,每种疾病的患者应当吃什么、怎么吃,必当有所区别。

因病而宜,就是根据不同的胃病以及症状的轻重表现,选择相宜的食物。如胃寒的患者,应当选用偏于温补的食物,过于寒凉之品则不宜选用。胃热的患者应选择相对甘润偏凉的食物,温热之品则不适宜。胃脘气滞痞胀、不思食纳的患者,不应再盲目使用益气补中之品。消化性溃疡、胃酸过多的患者,不宜食用过于粗糙、辛辣、油腻、太甜或太酸的食物。而气阴两虚之乏力、口干、舌红的人,则应选用补气养阴的食物。

7 慢性胃病患者的饮食如何因人而调整?

每个人因性别、年龄、体质不同,饮食习惯与嗜好也大相径庭,不同的胃病患者吃什么,也就有所不同。因人而宜,就是要根据每个人的具体情况,而选择适宜的食物。

人的体质有阴阳强弱等不同,如阴虚的人,形体偏瘦,舌偏红且瘦而干,易于"上火",情绪易激动,饮食当以滋阴清热为宜,忌食辛辣火燥之品。而阳虚的人,则相对较丰腴,肌肉松弛,舌胖大而淡,饮食应偏重甘而温,而不宜寒凉。脾胃素虚者,常面黄乏力,饮食减少,倦怠出汗,稍遇寒凉或过食油腻荤腥,则大便溏薄泄泻,所以应食易于消化之物,食物不宜过于厚腻滋补和粗糙,更不可食生冷寒凉之物。

年龄不同,生理状况也会有一定的差异,因而食疗也应有所区别。如老年人组织器官与生理功能逐渐衰退,故而既应注重补益,又不可补益太过,过则影响消化与吸收功能,适得其反。宋代陈直在《寿老奉亲书》中说:"老人之食,大抵宜其温热熟软,忌其黏硬生冷。"所以老年人饮食应清淡可口,荤素搭配合理,以素为主,但过粗的纤维也不宜进食过多。烹煮要细、软、烂、熟,进食宜少食多餐。儿童处于成长期,应保证其所吃食物营养充足、合理多样、富含蛋白质和维生素,而且要让其习惯饮用白开水。另外,一些儿童有偏食和挑食的习惯,或过食油炸香燥食物,或过多饮用含色素、防腐剂的饮料,或暴饮暴食,所以,儿童的胃病发病率有逐年上升的趋势,也应注意调整其饮食。

8 适合胃痛患者的药茶有哪些?

●●● 青皮绞股蓝止痛茶 ●●●

【材料】青皮 10 克,绞股蓝 6 克。

【做法】将青皮、绞股蓝分别拣除杂质,洗净,晒干或烘干,共研为粗末,装入滤纸袋中,封口挂线,放入杯中,用沸水冲泡,加盖闷 15 分钟即可。

【功效】行气止痛,健脾益胃,解毒抗邪。

【主治】适用于气滞型胃痛患者。

【用法】当茶,频频饮服,一般可连续冲泡 3 ~ 5 次。

●●● 香附良姜胃痛茶 ●●●

【材料】制香附 200 克,高良姜 100 克,红糖适量。

【做法】将制香附、高良姜分别拣除杂质,洗净,晒干或烘干,共研为粗末,按每 10 克量 1 份分装入绵纸袋中,封口挂线,装瓶防潮,备用。

【功效】理气止痛,温中散寒。

【主治】适用于气滞不畅、脾虚胃寒的胃痛。

【用法】每日取 1 袋，放入大杯中，用刚煮沸的开水冲泡，加盖闷 15 分钟，加入少许红糖即成。当茶，频频饮服，一般可连续冲泡 3~5 次。

【注意】本方宜温热服。

●●● 肉蔻行气止痛茶 ●●●

【材料】肉豆蔻 3 克，木香 5 克，红枣 5 枚。

【做法】将肉豆蔻、木香、红枣分别拣除杂质，砸碎肉豆蔻，木香切成小碎块，红枣切碎去核，上 3 味同放入大杯中，用刚煮沸的开水冲泡，加盖闷 15 分钟即可。

【功效】温中行气止痛。

【主治】适用于寒凝气滞中焦的胃痛。症见脘腹胀痛，不思饮食，食入胀痛更剧等。

【用法】当茶，频频饮服，一般可连续冲泡 3~5 次。

【注意】本药茶宜热饮，饮用期间，忌吃生冷、坚硬的食物。

●●● 延胡姜附胃痛茶 ●●●

【材料】延胡索 2 克，炮姜 3 克，高良姜 3 克，香附 5 克。

【做法】将延胡索、香附分别砸碎，与切成小碎块的炮姜、高良姜同放入大杯中，用刚煮沸的开水冲泡，加盖闷 15 分钟即可。

【功效】温中理气止痛。

【主治】适用于寒凝气滞中焦的胃痛。症见胃脘冷痛，遇寒加剧，得暖则减轻等。

【用法】当茶，频频温热饮服，一般可连续冲泡 3~5 次。

●●● 良附甘草止痛茶 ●●●

【材料】高良姜 5 克,香附 5 克,乌药 3 克,甘草 3 克。

【做法】将高良姜、香附、乌药、甘草分别拣除杂质,高良姜、乌药、甘草切成饮片,与砸碎的香附同放入大杯中,用刚煮沸的开水冲泡,加盖闷 20 分钟即可。

【功效】理气止痛。

【主治】适用于寒凝气滞、停痰宿食所致的一切脘腹诸痛,如胃脘痛、心腹刺痛等。

【用法】当茶,频频温热饮服,一般可连续冲泡 3～5 次。

【注意】本方热饮疗效更佳,饮用本药茶期间,忌吃生冷食品,并注意腹部的保暖。

●●● 郁香佛手胃痛茶 ●●●

【材料】郁金 5 克,木香 5 克,佛手 5 克,甘草 3 克。

【做法】将郁金、木香、佛手、甘草分别拣除杂质,切成饮片或小碎块,同放入大杯中,用刚煮沸的开水冲泡,加盖闷 15 分钟即可。

【功效】行气解郁,顺气和胃。

【主治】适用于肝气犯胃所致的胃痛。症见胃脘疼痛,胀满不适,嗳气噎膈,不思饮食。

【用法】当茶,频频温热饮服,一般可连续冲泡 3～5 次。

【注意】本药茶饮服期间,忌饮酒,忌吃生冷、坚硬及辛辣的食物,并避免动怒生气。

●●● 茯苓延胡索止痛茶 ●●●

【材料】茯苓 10 克,延胡索 5 克,甘草 2 克。

【做法】将茯苓、延胡索、甘草分别拣除杂质，洗净，晒干或烘干，共研为粗末，装入滤纸袋中，封口挂线，放入大杯中，用刚煮沸的开水冲泡，加盖闷5分钟即成。

【功效】健脾行气止痛。

【主治】适用于脾胃虚弱、气机郁滞的胃痛，对脾虚胃脘痛者尤为适宜。

【用法】当茶，频频饮服，一般可连续冲泡3~5次。

●●● 参苓健脾茶 ●●●

【材料】白参3克，茯苓10克，青皮6克。

【做法】将白参、茯苓、青皮拣去杂质，切成薄片，放入大杯中，用刚煮沸的开水冲泡，加盖闷15分钟即成。

【功效】益气健脾，行气和胃止痛。

【主治】适用于脾虚气滞的胃痛。症见胃脘胀痛、气短乏力、体弱困顿、口干唇燥、食纳不振等。

【用法】当茶，频频饮服，一般可连续冲泡3~5次。

9 适合胃痛的药粥有哪些?

●●● 蒲公英粥 ●●●

【材料】鲜蒲公英50克(干品30克)，大米100克，冰糖适量。

【做法】将蒲公英洗净，煎取药汁，再入大米、冰糖同煮为粥。

【功效】清胃泻热止痛。

【主治】适用于胃热型胃痛。

【用法】早、晚分食。

●●● 高良姜粥 ●●●

【材料】高良姜 15 克,大米 100 克,陈皮 10 克。

【做法】以水三大碗煎高良姜、陈皮,取汁一碗半,去渣,投米煮粥。

【功效】温胃祛寒,理气止痛。

【主治】适用于胃寒型胃痛。

【用法】空腹食用。

●●● 蛇舌草徐长卿粥 ●●●

【材料】白花蛇舌草 20 克,徐长卿 10 克,大米 50 克,白糖 20 克。

【做法】将白花蛇舌草、徐长卿洗净,装入纱布袋中,扎紧袋口。大米淘洗干净,与纱布袋同入锅中,加水适量,大火煮开后,改中火煮 20 分钟,取出纱布袋,再用小火煮至大米熟透。撒入白糖,搅拌均匀,稍煮 10 分钟即成。

【功效】清热解毒,行气止痛。

【主治】适用于胃热型胃痛。

【用法】每日 2 次,当日食完,隔日 1 剂,可连服 3～5 周。

●●● 茉莉花粥 ●●●

【材料】茉莉花干品或鲜品 60 克,大米 50 克,白糖适量。

【做法】于大米和茉莉花中加水,如常法煮粥。

【功效】疏肝理气,健脾和胃。

【主治】适用于气滞型胃痛。

【用法】加适量白糖趁热服,每日 1 次。

【注意】孕妇忌用。

10 适合胃痛的菜肴有哪些?

●●● 平菇炒肚尖 ●●●

【材料】平菇 200 克,猪肚尖 400 克,玉兰片 50 克,砂仁 3 克,鲜橘皮 15 克,花椒 3 克,大葱 2 根,鲜汤、湿淀粉、生姜片、精盐、黄酒、味精、麻油、清水各适量。

【做法】将平菇去根洗净,切成细条状,入沸水烫过,捞出晾凉,沥干水分;鲜橘皮、大葱洗净后切成薄片;砂仁洗净,晾干,研粉;猪肚尖去外皮、筋膜,反复洗净,放入沸水锅烫一下,切成薄片,放入碗内,加清水、生姜片、葱片、花椒粒浸泡 1 小时,捞出控干水分;炒锅上火,放油烧至五成热,下生姜片炝锅出香后,加入平菇、肚片翻炒至肚片熟,倒入葱片,略翻炒片刻,加入鲜汤、精盐、黄酒,并放入洁净玉兰片及砂仁粉,炒至汤汁将干时,调入味精,洒上鲜橘皮片,用湿淀粉勾芡,淋上麻油,出锅即成。

【功效】散寒暖胃,健脾和中,行气止痛。

【主治】适用于胃寒型胃痛。

【用法】佐餐食用。

●●● 青椒炒豆豉 ●●●

【材料】青辣椒 250 克,黑豆豉 250 克,植物油 60 克。

【做法】将青椒切成小段,放锅中煸炒至软,盛出来备用;另将植物油烧热,下黑豆豉,翻炒至有香味时,再将青椒加入,炒拌均匀即成。

【功效】温胃散寒,理气开胃。

【主治】适用于胃寒型胃痛。

【用法】佐餐食用。

11 慢性胃炎患者的饮食需注意什么？

慢性胃炎属中医学"胃脘痛""心腹痛""嗳气""嘈杂""痞满"等的范畴。由于本病多发生于中老年人，所以在此以老年人慢性胃炎为代表简述其食疗措施，也同样适用于其他年龄组患者。老年人脾胃多虚，常因饥饱失常，嗜食无度，劳倦不当，情志不调，导致胃气不和，脾不健运，又为寒邪所伤而成疾。目前多以对症治疗为主。中医在治疗慢性胃炎上，以疏肝理气、健脾和胃、温中散寒、滋养胃阴为治疗原则，饮食疗法在慢性胃炎治疗中占有重要地位。如《食医心镜》以狗肉加粳米共煮为粥，温脾健胃；以猪肚加大米煮粥，补虚弱，益脾胃。《本草纲目》以生姜粥等食疗药膳温胃止呕治疗慢性胃炎，疗效颇佳。因此，在防治慢性胃炎时，要十分重视和发挥饮食疗法的作用。慢性胃炎的饮食需注意以下几点。

· 饮食宜多样化，需进食易消化并富含维生素等营养成分的食物。戒烟忌酒，避免滥用对胃有刺激的药物。

· 少食多餐（每日 4 次或 5 次）的原则要切实应用到日常生活中去。平时，可选用具有消食导滞、理气和胃等功效的食物食用。

· 老年慢性萎缩性胃炎常见胃阴不足，津液匮乏，宜优先考虑养阴益胃、酸甘化阴的食物。食疗中宜选择山楂、乌梅、赤芍、酸枣、醋等药食两用之品，对促进修复、改善临床症状、提高治疗效果有较明显的作用。

· 粥饮食疗在防治慢性胃炎中具有非常重要的意义，常配伍的粥饮食疗的佳品有粳米、糯米、炒米、牛奶、酸牛奶、土豆、薤白、鲫鱼、狗肉、猪肚、干姜、莱菔子、陈皮、佛手、神曲、百合、莲子、桃仁、梅花、甘松、党参、沙参、茯苓、益母草、竹叶、砂仁、黄精、肉豆蔻、肉桂、甘草、黄连、葱白、芦根、红糖、山药、麦冬、石斛、玫瑰花、代代花、薏苡仁、白术、红枣、冬虫夏草、西洋参等。

12 慢性胃炎患者应如何根据病情调整饮食?

　　慢性胃炎患者的饮食应以营养丰富、容易消化为原则。饮食宜富含蛋白质、维生素,以利于胃黏膜的修复。同时要多吃新鲜蔬菜、水果及富含维生素 C 的其他食物。为减少对胃黏膜的损伤,吃饭宜细嚼慢咽,将食物充分嚼碎,并让其与唾液充分混合,这样既有助于消化,又可减少对胃黏膜的刺激。此外,饮食宜定时定量,良好的饮食习惯对促进胃炎的康复十分重要。在急性发作时更宜少食多餐。慢性胃炎患者需根据各自的病情不同而适当调整饮食。

　　(1)腹胀　腹胀明显的患者,如进食后有上腹饱胀、嗳气、食物不易下咽的感觉,宜少食多餐,且应避免进食易引起腹胀的食物,如芋头、土豆、藕、地瓜等高淀粉类的食物。

　　(2)胃酸偏多　胃酸偏多的胃炎患者不宜进食含糖及蛋白质过高的食物,更不宜进食过酸的食物。

　　(3)胃酸偏少　胃酸偏少的胃炎患者,尤其是较重的萎缩性胃炎患者,宜多食瘦肉、禽肉、鱼类、奶类等高蛋白、低脂肪的饮食,还可在进餐时加少量食醋于食物中,帮助消化,促进食欲。

　　(4)胆汁反流　胆汁反流性胃炎患者应特别注意禁酒戒烟,宜进食低脂肪饮食。

　　(5)急性发作或并发消化道出血　慢性胃炎急性发作或并发消化道出血的患者,应根据病情暂时禁食或给以流质、半流质饮食,待症状改善后,再逐步恢复正常饮食。

13 慢性胃炎患者的饮食禁忌有哪些?

　　饮食不当是慢性胃炎发生和发作的重要因素之一,因此,调节饮食是治疗慢性胃炎的重要措施。许多慢性胃炎患者由于不注意饮食禁忌,而妨碍了治疗或加重了病情。所以,慢性胃炎患者在饮食上要切记以下几点。

(1)忌食某些食物　经常吃酸醋、腌制食物等,可损伤胃黏膜引起慢性胃炎。慢性胃炎患者,如继续大量食用这些食物,不但可使病情加重,而且由于腌制食物中含有较多的亚硝胺,进食量过多,可诱发癌变。此外,辣椒、胡椒、韭菜、生姜等刺激性食物,尽量少吃,因其会直接刺激胃黏膜,不利于疾病的修复。芹菜等纤维较多的蔬菜不易消化,会加重胃的负担,慢性胃炎患者应少吃。慢性胃炎患者的消化能力较弱,所以对于香芋、地瓜、糯米等黏腻难消化的食物,少食为宜,以免加重饱胀、嗳气等症状。同时,还要避免进食坚硬、粗糙、油腻的食物,否则容易加重胃黏膜的损伤,不利于康复。

(2)禁酒　酒可损伤胃黏膜,尤其是烈性酒可导致胃黏膜出血、水肿、糜烂,甚至引起消化道出血。此外,饮酒后可使进食量减少,导致营养缺乏,而人体缺乏蛋白质和 B 族维生素等又可造成胃黏膜损伤,引起胃黏膜炎症。

(3)戒烟　烟草中的尼古丁可损伤胃黏膜,烟碱可引起中枢性的恶心、呕吐或食欲下降,从而影响营养物质的吸收。吸烟可使胃黏膜血管收缩,减少黏膜的血流,影响胃部炎症的愈合。

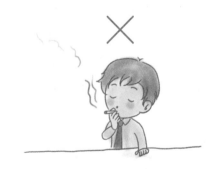

(4)忌浓茶、浓咖啡　浓茶、浓咖啡均对胃黏膜有刺激,可诱发或加重慢性胃炎。

(5)忌狼吞虎咽　狼吞虎咽不能使食物被充分嚼碎,也不能使食物与唾液充分混合,从而不利于食物的消化,影响胃炎痊愈。

(6)忌暴饮暴食　暴饮暴食会增加胃的负担,损害胃功能,严重时可发生急性胃扩张或急性胰腺炎,更甚者可危及生命。

14 食物的属性与慢性胃炎有怎样的关系?

　　慢性胃炎患者讲究饮食治疗,因此,慢性胃炎患者应了解食物的寒、热、温、凉四种属性,其中凉与寒类同而次于寒,温与热类同而次于热。还有一类食物,它的性质平和,称为平性食物。食养和食疗必须辨明食物的寒性或热性,才能根据治疗的不同要求进行选择。

　　食物寒、凉、温、热的属性是从食物作用于机体所发生的反应,并经反复验证后归纳出来的,是与人体或疾病的寒热性相对而言的。例如出现高热、口渴、便结等热性病症的患者,在服用某些食物后,患者的热性表现得以减轻或消除,表明这类食物是寒凉的。反之,因寒凉所致的胃痛、大便泻下稀水的患者,在食用某些食物如生姜、胡椒以后,患者的寒性表现得以缓解或消除,表明这类食物是温热的。

　　凡属寒凉的食物,多具有清热、泻火、解毒等的作用,多能纠正热性体质,减轻或消除热性病症。性属寒凉的食物有麦子、麸子、白高粱、秫米、薏苡仁、黑面、面筋、西瓜子、白芝麻、黑扁豆、绿豆、豆腐、芦笋、藕、莴苣、土豆、荸荠、茭白、竹笋、萝卜、苋菜、菠菜、鸡毛菜、芹菜、黄花菜、龙须菜、蕨儿菜、茄子、冬瓜、丝瓜、黄瓜、菜瓜、木瓜、苦瓜、甜瓜、西瓜、柚子、梨、广柑、香蕉、柿子、柿饼、猪肺、猪肠、驴肉、鸭肉、鸭蛋、青蛙、田螺、蚌、食油、白糖、绿茶、荷叶、河蟹等。

　　凡属温热的食物,多具有助阳、温里、散寒等的作用,能够扶助人体阳气,纠正寒性体质,减轻或消除寒性病症。性属温热的食物有籼米、白面、黍米、黄豆、白扁豆、南瓜子、刀豆、胡萝卜、南瓜、白菜、黄牛肉、狗肉、猪肚、鸡肉、麻雀肉、羊肉、鸡肝、鸡蛋黄、鹅蛋、鲫鱼、鲢鱼、草鱼、鳊鱼、黄鳝、河虾、淡菜、海蜇、海参、石榴、橘子、樱桃、荔枝、椰子、红枣、核桃、杏仁、杨梅、槟榔、佛手、桃、山楂、桂花、玫瑰花、玉兰花、麦芽糖、红糖、酒酿、韭菜、油菜、香菜、大蒜等。

性属平和的食物有大米、玉米、黄高粱、赤豆、黑豆、黑芝麻、葵花子、蚕豆、豌豆、豆芽、甜薯、水芹菜、空心菜、包菜、青菜、菱角、白果、花生、莲子、榛子、山药、百合、芡实、榧子、香菇、木耳、猪蹄、猪心、野猪肉、水牛肉、乌骨鸡、鹅肉、鸡蛋、牛奶、青鱼、鲤鱼、鲍鱼、鳗鱼、鲈鱼、鲳鱼、黄鱼、甲鱼、泥鳅、海虾、无花果、枇杷、丝瓜、鲜桂圆、菠萝、葡萄、草莓、枣、甘蔗、蜂蜜、冰糖、杨桃等。

15 适合慢性胃炎患者的药茶有哪些?

●●● 橘皮茶 ●●●

【材料】新鲜橘皮15克,绿茶3克。

【做法】反复洗净新鲜橘子的外皮,晾干或晒干,切碎,与绿茶同放入大杯中,用刚煮沸的开水冲泡,加盖闷5分钟即成。

【功效】行气解郁开胃。

【主治】适用于肝胃不和导致的慢性浅表性胃炎和神经性胃炎。对于气滞不畅,症见胸胁痞胀、泛泛欲呕、食纳不香的慢性浅表性胃炎患者尤为适宜。

【用法】当茶,频频饮服,一般可连续冲泡3~5次,最后可将橘皮嚼食咽下。

●●● 陈皮菊花茶 ●●●

【材料】陈皮6克,白菊花3克,绿茶3克,红糖适量。

【做法】将陈皮、白菊花分别拣除杂质,陈皮洗净、晒干后,切成丝或切碎,与白菊花、绿茶同放入大杯中,用刚煮沸的开水冲泡,加盖闷10分钟,调入少许红糖,拌匀即成。

【功效】行气消胀,和中开胃。

【主治】适用于气郁不舒所致的脘胁痞胀、嗳气时作、纳食减少的慢性浅表性胃炎和神经性胃炎。

【用法】当茶,频频饮服,一般可连续冲泡3~5次。

●●● 茉莉花茶 ●●●

【材料】茉莉花6克,石菖蒲6克,绿茶3克。

【做法】将石菖蒲、茉莉花分别拣除杂质,石菖蒲洗净后晒干、切成片,与茉莉花、绿茶同放入大杯中,用刚煮沸的开水冲泡,加盖闷15分钟即成。

【功效】行气化湿。

【主治】适用于慢性浅表性胃炎、神经性胃炎等病症。

【用法】当茶,频频饮服,一般可连续冲泡3~5次。

●●● 佛手花茶 ●●●

【材料】佛手花6克,绿茶3克。

【做法】将佛手花拣除杂质,撕碎,与绿茶同放入大杯中,用刚煮沸的开水冲泡,加盖闷10分钟即成。

【功效】行气解郁和胃。

【主治】适用于气滞不畅、胃气不和所致的脘腹痞胀、嗳气频作的慢性浅表性胃炎和神经性胃炎。

【用法】当茶,频频饮服,一般可连续冲泡3~5次。

●●● 麦冬茶 ●●●

【材料】麦冬10克,绿茶3克。

【做法】将麦冬拣除杂质,洗净,晾干或晒干,研成粗末,与绿茶同放入大杯中,用刚煮沸的开水冲泡,加盖闷 10 分钟即成。

【功效】养阴和胃,理气解郁。

【主治】适用于阴虚气滞、胃气不和所致的脘腹痞胀、嗳气偶作、口干舌红的慢性浅表性胃炎和神经性胃炎。

【用法】当茶,频频饮服,一般可连续冲泡 3～5 次。

●●● 草菇茶 ●●●

【材料】草菇 10 克,绿茶 3 克,红糖(或白糖)适量。

【做法】将草菇拣除杂质,洗净,晒干后研成粉末,与绿茶混合均匀,同放入大杯中,用刚煮沸的开水冲泡,加盖闷 10 分钟,可随意加入少许红糖(或白糖)即成。

【功效】滋阴养胃,和中醒脾。

【主治】适用于胃阴不足、气滞不和所致的口干舌红、纳食不香的慢性浅表性胃炎和神经性胃炎。

【用法】当茶,频频饮服,一般可连续冲泡 3～5 次。

●●● 参梅茶 ●●●

【材料】北沙参 10 克,乌梅 10 克。

【做法】将北沙参、乌梅分别拣除杂质,洗净,晾干或晒干,北沙参研成粗末,与去核切碎的乌梅同放入大杯中,用刚煮沸的开水冲泡,加盖闷 15 分钟即成。

【功效】养阴生津,清胃和中。

【主治】适用于胃阴亏虚型萎缩性胃炎。凡症见胃脘灼热、口舌干燥、胃酸缺乏的萎缩性胃炎患者,皆宜饮用。

【用法】当茶,频频饮服,一般可连续冲泡 3～5 次。

●●● 葡萄姜汁茶 ●●●

【材料】鲜葡萄 50 克,嫩姜 10 克,绿茶 5 克。

【做法】将鲜葡萄、嫩姜分别择洗干净,晾干,榨取新鲜的葡萄汁、姜汁,待用。绿茶放入大杯中,用刚煮沸的开水冲泡,加盖闷 10 分钟,然后加入鲜葡萄汁、嫩姜汁,拌匀即成。

【功效】益胃养阴,和中开胃。

【主治】适用于阴虚型胃酸缺乏的萎缩性胃炎患者,对中老年萎缩性胃炎患者尤为适宜。

【用法】当茶,趁热频频饮服,一般可连续冲泡 3～5 次,至淡而无味时止。

●●● 蒲公英淡盐水茶 ●●●

【材料】鲜蒲公英 500 克,精盐 2 克。

【做法】将春、夏季蒲公英开花前或刚开花时连根挖取,洗净,捣烂,取汁,备用。精盐用 200 毫升温开水溶化,加入鲜蒲公英汁,拌匀即成。

【功效】清胃利胆,清化湿热。

【主治】适用于胃热型或湿热郁蒸型老年慢性胃炎,对老年萎缩性胃炎有辅助治疗作用。

【用法】每日 1 剂,将其一分为二,上、下午代茶,徐徐饮服。

●●● 乌梅绞股蓝茶 ●●●

【材料】乌梅 6 克,绞股蓝 15 克。

【做法】将绞股蓝拣除杂质,切成碎小段,装入洁净纱布袋中,扎紧袋口,与拣除杂质的乌梅同放入大杯中,用刚煮沸的开水冲泡,加盖闷 15 分钟即可。

【功效】益气养阴清胃,生津止渴开胃。

【主治】适用于气阴两虚型萎缩性胃炎,特别是胃酸缺乏者。

【用法】当茶,频频饮服,一般可连续冲泡 3 ~ 5 次。最后,可嚼食乌梅咽下。

16 适合慢性胃炎患者的果菜汁有哪些?

●●● 草莓鲜汁 ●●●

【材料】鲜草莓 500 克,白糖适量。

【做法】将鲜草莓择洗干净,放入榨汁机内榨汁,再将草莓汁放入小锅中用中火煮开,加适量白糖拌匀即成。

【功效】生津开胃。

【主治】适用于阴虚型慢性胃炎等。

【用法】每日早、晚分饮。

●●● 枇杷黄瓜汁 ●●●

【材料】枇杷 200 克,黄瓜 500 克,柠檬汁、白糖各适量。

【做法】将枇杷去皮、核,黄瓜洗净后切片,同入果汁机中搅打,取汁,加入适量柠檬汁及白糖,搅匀即成。

【功效】润肺止咳,和胃生津。

【主治】适用于慢性胃炎。

【用法】每日早、晚分饮。

●●● 白萝卜蒲公英蜜汁 ●●●

【材料】白萝卜 200 克,鲜蒲公英 100 克,蜂蜜 20 毫升。

【做法】将白萝卜洗净,保留皮及根须(如有萝卜缨亦保留),切碎榨汁。鲜蒲公英除去败叶、杂质,洗净,放入温开水中浸泡片刻,捞出后,捣烂取汁。将两汁混合,兑入蜂蜜即成。

【功效】清胃解毒,消积和中。

【主治】适用于胃部郁热型慢性胃炎。

【用法】每日早、晚分饮。

●●● 香菜豆汁 ●●●

【材料】黄豆汁150毫升,香菜25克,柠檬汁15毫升,蜂蜜20毫升。

【做法】黄豆汁入锅,大火煮沸。香菜洗净,入沸水锅中烫一下,取出后切碎,用纱布包起来,绞取汁液,倒入黄豆汁中。在黄豆汁和香菜汁中加入蜂蜜、柠檬汁,调匀即成。

【功效】补肾开胃,健脑益智。

【主治】适用于食欲不振的慢性胃炎。

【用法】每日早、晚分饮。

●●● 橘子草莓汁 ●●●

【材料】橘子1个,草莓75克,葡萄酒、蜂蜜各适量。

【做法】将橘子去皮,榨汁。草莓洗净,榨汁。将橘子汁和草莓汁混合均匀,加入蜂蜜和葡萄酒,搅拌均匀即成。

【功效】理气开胃,增进食欲。

【主治】适用于慢性胃炎。

【用法】每日早、晚分饮。

●●● 鲜桃柠檬汁 ●●●

【材料】鲜桃250克,柠檬、白糖各30克,凉开水400毫升。

【做法】将鲜桃洗净,挖去果核,待用。柠檬洗净,去皮、核后放进榨汁机,加入凉开水,搅打 1 分钟,然后加入鲜桃和白糖,再次搅打,打成稀浆汁时,分倒入 3 只杯子中,即可饮用。

【功效】生津止渴,活血消积。

【主治】适用于阴虚型慢性胃炎。

【用法】每日 3 次,每次 1 杯,频频饮用。

17 适合慢性胃炎患者的药粥有哪些?

●●● 柿饼山药粥 ●●●

【材料】柿饼 1 个,山药 100 克,薏苡仁 100 克,白糖适量。

【做法】将柿饼切碎;山药去皮,洗净,切块;薏苡仁洗净;锅内放入清水、山药、薏苡仁,用大火煮沸后,改用小火煮至熟烂,调入柿饼粒,加白糖,溶化即成。

【功效】清补脾肺,润肺止咳。

【主治】适用于脾胃虚寒型慢性胃炎。

【用法】每日早、晚分食。

●●● 参芪大枣良姜粥 ●●●

【材料】党参 20 克,黄芪 20 克,大枣 6 枚,高良姜末 5 克,大米 100 克。

【做法】将党参、黄芪、大枣、高良姜末与大米一起熬煮成粥。

【功效】温阳益气健中。

【主治】适用于脾胃虚寒型慢性胃炎。

【用法】每日早、晚分食。

●●● 姜汁砂仁粥 ●●●

【材料】生姜汁 20 毫升,砂仁 30 克,大米 100 克。

【做法】将砂仁、大米淘洗干净,加水煮粥,待粥成时调入生姜汁即成。

【功效】醒脾,通滞气,散寒饮。

【主治】适用于胃寒型慢性胃炎。

【用法】每日服 1 剂,分数次食用。

●●● 橘皮姜汁粥 ●●●

【材料】橘皮 20 克,生姜汁 20 毫升,大米 100 克。

【做法】将橘皮洗净,入锅,用小火煎煮 30 分钟,去渣取汁,与淘洗干净的大米同入锅中,加适量水,用小火煮至粥稠,调入生姜汁即成。

【功效】温胃止吐,化痰除饮。

【主治】适用于胃寒型慢性胃炎。

【用法】每日早、晚分食。

●●● 桑白皮陈皮粥 ●●●

【材料】桑白皮 15 克,陈皮 10 克,大米 100 克,白糖适量。

【做法】将桑白皮、陈皮洗净,放入砂锅中,加清水适量,用大火煮沸,再用小火煎至水剩一半,滤去桑白皮、陈皮渣,加入淘净的大米,再加适量水,继续用小火煮至米烂粥熟,调入白糖即成。

【功效】泻肺清胃,止吐化痰。

【主治】适用于胃热型慢性胃炎。

【用法】每日早、晚分食。

●●● 党参焦米粥 ●●●

【材料】党参 25 克，大米 50 克。

【做法】将大米淘洗干净，沥干，炒至焦黄；然后与党参一同加适量水，煮至米烂粥熟时即成。

【功效】补中益气，除烦渴，止泄泻。

【主治】适用于慢性胃炎。

【用法】隔日 1 剂，也可连续食用。

18 适合慢性胃炎患者的菜肴有哪些?

●●● 橘皮豆腐干 ●●●

【材料】橘皮 15 克，豆腐干 250 克，干辣椒 2 个，酱油、生姜、黄酒、麻油、味精、精盐、花椒、植物油、葱、鲜汤各适量。

【做法】将豆腐干切丝，炒锅上火，放油烧热，下入豆腐干丝炸透捞出；干辣椒和橘皮也放入锅中炸，捞出碾末；锅留底油，下入干辣椒、花椒、生姜、葱，倒入干丝，加黄酒、酱油、味精、鲜汤，烧开后，改小火焖一会儿，再改大火收汁，撒入橘皮末、精盐，翻炒几下，淋上麻油即成。

【功效】益气，健脾，利湿。

【主治】适用于脾胃虚弱型慢性胃炎。

【用法】佐餐食用。

●●● 虾仁拌腐竹 ●●●

【材料】腐竹 100 克，虾仁 25 克，麻油、酱油、精盐、味精、白糖、葱花、生姜末、胡椒粉、鲜汤各适量。

【做法】将腐竹浸泡数小时,待软后漂净切段,投入沸水锅中烫一下,捞出沥水待用。炒锅中放入麻油烧热,放入葱花、生姜末煸香,再放入虾仁煸炒,加适量鲜汤、精盐、酱油、白糖、味精微煮片刻,倒入腐竹盛器中,加胡椒粉拌匀即成。

【功效】健脾益气,补肾健脑。

【主治】适用于脾胃阳虚型慢性胃炎。

【用法】佐餐食用。

●●● 葱油橘皮白萝卜丝 ●●●

【材料】青葱(连葱白)5 根,新鲜橘皮 50 克,白萝卜 500 克,香菇 50 克,精盐、味精、麻油、植物油各适量。

【做法】将新鲜橘皮、香菇分别拣除杂质,橘皮洗净后切成丝;香菇用沸水冲泡,浸渍片刻,洗净,切成丝,备用。将白萝卜洗净,刨去薄层外皮,切成丝,放入大碗中,加精盐适量,抓揉浸渍片刻,挤去浸渍水,均匀放在盘内,备用;青葱洗净,切成葱花,撒在萝卜丝上,待用;炒锅置火上,加适量植物油烧至八成热,取 1 小勺浇在青葱上;锅底留油,烧热后,下入香菇丝、橘皮丝,熘炒均匀后,倒在萝卜丝盘内,加味精、精盐、麻油,拌和均匀即成。

【功效】消食化痰,顺气消胀。

【主治】适用于气滞型慢性胃炎。

【用法】佐餐食用。

●●● 蚝油炒三菇 ●●●

【材料】平菇 200 克,水发香菇 150 克,山慈菇 100 克,青蒜 50 克,植物油 30 克,精盐、白糖、味精各适量,蚝油 25 克,鲜汤 50 克,湿淀粉 5 克,麻油 5 克。

【做法】将平菇去蒂,去杂质,洗净入沸水锅中烫过,并迅速捞出用清水冷却,沥干水分,切成片;水发香菇去蒂,去杂质,洗净切成片;山慈菇洗净切成片;青蒜切成 3 厘米长的段;炒锅上大火,放植物油烧热,投入青蒜段、山慈菇片稍加煸炒,放入平菇、香菇炒匀,再加精盐、白糖、味精、蚝油、鲜汤,炒至入味,用湿淀粉勾芡,淋上麻油,起锅装盘即成。

【功效】益气养血,温中健脾,防癌抗癌。

【主治】适用于脾胃虚弱型慢性胃炎。

【用法】佐餐食用。

●●● 山楂肉干 ●●●

【材料】山楂 150 克,猪瘦肉 400 克,黄酒、味精、酱油、白糖、葱段、生姜片、花椒、植物油、麻油各适量。

【做法】将猪瘦肉洗净,沥水;山楂去杂,洗净,一半量放入砂锅中,加清水用大火烧开,投入猪瘦肉,用小火熬煮至六成熟,捞出猪瘦肉切成肉条,加入适量酱油、黄酒、葱段、生姜片、花椒,将肉条拌匀,腌渍 1 小时左右,沥去水分,待肉色微黄时捞起;将余下的山楂下油锅略炒,投入肉条,反复翻炒,小火烘干,酌加麻油、味精、白糖,炒匀即成。

【功效】滋阴润燥,健脾和胃。

【主治】适用于脾胃不和型慢性胃炎。

【用法】佐餐食用。

●●● 如意香蕉 ●●●

【材料】香蕉 4 根,鸡蛋 1 个,淀粉、面粉、面包糠、植物油各适量。

【做法】将香蕉剥皮后,按 4 厘米左右将香蕉切块待用;把鸡蛋磕入碗中打散,加入适量的淀粉和面粉调匀成稀糊状(不要太稠),将切好的香蕉放入鸡蛋糊中滚一下,再放入面包糠中让其均匀裹上一层面包糠,然后放入手心中轻轻捏成球状;逐个完成之后,取锅倒入适量植物油烧热,至八成热时放入香蕉球煎炸,见香蕉球微黄变色后(不要炸太长时间,以免面包糠炸糊)即可起锅装盘。

【功效】清胃润肠。

【主治】适用于胃热型慢性胃炎。

【用法】佐餐食用。食用时可根据个人爱好蘸炼乳或番茄酱吃。

●●● 桂花糖藕 ●●●

【材料】糖桂花 10 克,嫩藕 300 克,糯米 50 克,红糖 20 克。

【做法】将藕洗净,去须,切去藕节与藕头(留用),洗净藕孔。将淘洗净的糯米灌入藕孔内,盖上藕头,并用牙签锁紧放入砂锅中,加入适量水、红糖,大火煮沸,改用小火煨煮,至藕酥烂,加入糖桂花,再煮 5 ~ 10 分钟,捞出,切成薄片,装盘,将煮藕汁浓缩,淋在藕片上即成。

【功效】补中益气养血,健脾和中开胃。

【主治】适用于脾胃虚寒、气血不足所致的食欲不振的慢性胃窦炎患者。

【用法】佐餐食用。

【注意】平素胃酸过多、伴发糖尿病者不宜食用。

●●● 苹果布丁 ●●●

【材料】红皮苹果 250 克,葡萄干 50 克,柠檬皮、面包各 1 片,鸡蛋 2 个,牛乳、白糖、柠檬汁、奶油适量。

【做法】将苹果洗净,去皮、核,切成片;面包切成细丁;葡萄干放入温水中泡软,捞出沥干;柠檬皮研成粉末。将蛋黄打入碗中,加入白糖、牛乳,调成糊状,再加入苹果、面包、葡萄干,10 分钟后加入柠檬皮粉,调拌均匀;将调匀的苹果糊倒入抹上奶油的碟子中,上面刮平,放进已经预热好的烤箱,用中火烤约 20 分钟即成;蛋白打入碗内,拍打起泡,加入白糖、柠檬汁搅匀,倒在已经烤硬的布丁上,再用小火烤约 10 分钟,取出即成。

【功效】养胃润燥。

【主治】适用于慢性胃炎。

【用法】佐餐食用。

19 适合慢性胃炎患者的主食有哪些?

●●● 山楂荸荠糕 ●●●

【材料】山楂酱 150 克,荸荠粉 300 克,面粉 200 克,鸡蛋 2 个,发酵粉 15 克,冰糖、猪油各适量。

【做法】将荸荠粉与面粉混合,加发酵粉、鸡蛋液、冰糖水和匀,在 35～40 ℃的温度下发酵;盛器四周涂上猪油,倒入发酵后的粉糊,约为容器的 1/3 量,上笼蒸 15 分钟;铺上山楂酱,再倒入约为容器 1/3 量的发酵后的粉糊,上笼蒸 15 分钟即成。

【功效】清热利湿,健脾开胃。

【主治】适用于慢性胃炎。

【用法】当主食食用。

●●● 党参健胃饭 ●●●

【材料】党参 3 克,山楂 6 克,陈皮 2 克,神曲 6 克,大米 280 克,白糖 30 克。

【做法】将党参、山楂、陈皮、神曲煎取药汁,加入白糖使溶化,再加入淘净的大米之中,酌加适量的水,煮熟即成。

【功效】健胃消食。

【主治】适用于食欲不振、脘腹胀满的慢性胃炎。

【用法】当主食食用。

●●● 柿饼糯米蒸饭 ●●●

【材料】柿饼 50 克,糯米 250 克,白糖 30 克。

【做法】将柿饼洗净,切成小方丁待用;糯米淘洗干净后与柿饼拌匀,置于碗中,加入适量清水,上笼蒸约 40 分钟,取出后加白糖食用。

【功效】健脾益胃,降逆止呕。

【主治】适用于慢性胃炎。

【用法】当主食食用。

●●● 西瓜煎饼 ●●●

【材料】西瓜瓤 1000 克,白糖 30 克,面粉 250 克,鸡蛋 2 个,植物油适量。

【做法】将西瓜瓤用洁净纱布包好,挤压取汁液。面粉放入盆中,加入西瓜汁、白糖、鸡蛋液,揉成面团,分成小块,用手按扁即成西瓜煎饼生坯;取煎锅上火,倒入少量植物油,放入西瓜饼,煎至饼熟即成。

【功效】补益脾胃,除烦止渴。

【主治】适用于慢性胃炎。

【用法】当主食食用。

20 适合慢性胃炎患者的汤羹有哪些?

●●● 玉山鸽肉汤 ●●●

【材料】玉竹 15 克,山药 20 克,净白鸽 1 只,精盐、味精、葱段各适量。

【做法】将鸽子肉切块,放砂锅中,加玉竹、山药、精盐、味精、葱段、适量水,小火炖煮 60 分钟,待肉熟烂即成。

【功效】健脾益气,滋阴止渴。

【主治】适用于阴虚型慢性萎缩性胃炎。

【用法】佐餐食用,饮汤吃鸽肉。

••• 鸡肉猴头菇汤 •••

【材料】重约750克鸡1只,猴头菇120克,黄芪30克,生姜3片。

【做法】将活鸡宰杀,去毛及内脏,洗净切块;黄芪洗净,与鸡肉、生姜一同放入锅内,加适量的水,旺火煮沸后,小火炖2小时,去黄芪,再将洗净的猴头菇切片放入鸡汤内煮熟,稍加调味即成。

【功效】补脾益气,助消化。

【主治】适用于脾胃虚弱型慢性胃炎。

【用法】佐餐食用。凡胃热气滞者不宜服用。

••• 紫菜二菇汤 •••

【材料】水发猴头菇50克,紫菜50克,荸荠片10克,水发香菇10克,胡椒粉、精盐、味精各适量。

【做法】将猴头菇泡好,除去老根,洗净,切薄片,入沸水锅中烫透,捞出沥水;紫菜用水浸泡后洗净揉碎;锅内加水,下猴头菇、紫菜、荸荠片、香菇,大火烧沸,加精盐,改小火炖30分钟;加味精、胡椒粉再炖一沸即成。

【功效】补气养胃,降脂减肥。

【主治】适用于脾胃虚弱型慢性胃炎。

【用法】佐餐食用。

••• 蹄肚汤 •••

【材料】猪蹄肉200克,熟猪肚尖75克,净冬笋75克,水发黑木耳15克,葱1根,生姜1片,精盐2克,味精1克,黄酒10克。

【做法】将冬笋洗净、切片,水发黑木耳洗净;猪蹄肉刮皮洗净,放沸水锅内烫尽血水,取出洗净,切片,放入盘内;猪肚尖刮去油腻,切成片,放入盘内;用大砂锅放适量清水上火,将猪蹄肉、葱、生姜放入烧沸,大火煮至猪蹄肉八成熟,将肚片、冬笋、黑木耳、黄酒放入,继续煮至酥烂,加精盐、味精调味,将生姜、葱捞出即成。

【功效】滋阴润肤,健脾和胃。

【主治】适用于脾胃虚弱型慢性胃炎。

【用法】佐餐食用。

㉑ 消化性溃疡患者的饮食应如何调养?

• 饮食中应增加一些易于消化的蛋白质、脂肪和维生素。蛋白质可与胃酸和胃蛋白酶相结合,使胃失去"自我消化"的能力。脂肪有抑制胃酸分泌的作用,对溃疡的愈合十分有利。值得注意的是,虽然选食一些富含维生素 A、维生素 B_1、维生素 C 等的食物,对身体和病情有利,但为了避免饮食中粗纤维过多,可将水果和蔬菜榨成汁调入食物中,供消化性溃疡患者食用。

• 主食最好以面食为主,便于食后消化、稀释和中和胃酸。在消化性溃疡并发出血时(非穿孔),应以流质饮食为宜。此时患者要忌食粗糙、多渣、产气、不易消化的食物,如粗粮、芹菜、韭菜、竹笋、豆芽、甘薯、萝卜、土豆等。

• 饮食一定要定时、定量、少吃为宜。"三分治,七分养",消化性溃疡尤其需要这样。每天 3～5 餐,每次只吃七八成饱。吃饭时一定要细嚼慢咽,避免急食,因咀嚼可增加唾液分泌,唾液中碳酸氢盐的黏液有抗酸作用。吃清淡易消化又富含营养的食物,食物宜温热,不宜过烫。热食可促进食欲,帮助消化,使患者食后舒服。饮食不宜过饱,以免胃窦部过度扩张而增加胃泌素的分泌。胃溃疡严重时,应在一定时间内进流质或半流质饮食。并发出血而见柏油样便者,应卧床休息和禁食,严密观察病情变化。

• 平时饮食宜选用刺激性小的食物,如豆浆、鸡蛋、面粉、小米、藕粉、瘦肉、鱼等。刺激性食物,如辣椒、胡椒、咖啡、浓茶、香料、酸菜、糖果、过咸食物等,对溃疡面、胃黏膜可产生直接的不良影响。茶叶中的茶碱、咖啡中的咖啡因能强烈刺激胃酸分泌。目前治疗溃疡的药物主要是通过抑制胃酸分泌而起作用的,所以常喝咖啡、浓茶非常不利于溃疡愈合,甚至会加重病情,故应忌服。此外,萝卜、橄榄、红薯、芋头、木薯、玉米、南瓜、韭菜和米粉等食物,因难以消化,胃内滞留时间延长,而且有的食物本身也会产酸,都不利于溃疡的消失,故应尽量少吃或不吃。

·禁烟酒,慎肥腻。烟中的有毒成分,对食道、胃和十二指肠都有刺激,直接影响溃疡的治疗效果。在消化性溃疡患者中,吸烟比不吸烟的人数多1倍。吸烟会抑制胰腺的碳酸氢盐的分泌,同时还会影响胆汁的分泌,这样就降低了这些碱性液体对胃酸的中和作用。有国外的研究表明,吸烟者贲门癌的发病率明显高于不吸烟者,而且饭后立即吸烟的危害性更大。所以,溃疡患者最好戒烟。酒进入胃中可直接刺激溃疡病灶,同时,酒对血管的扩张作用,往往是引起消化性溃疡出血的直接原因,所以消化性溃疡患者一定要戒酒。进食肥甘厚味后需要更多的消化液进行消化,胃排空时间延长,胃酸分泌增多,故消化性溃疡患者应少吃肥腻的食物。

22 适合消化性溃疡患者饮用的药茶有哪些?

●●● 魔芋青皮茶 ●●●

【材料】魔芋粉5克,青皮5克,绿茶3克。

【做法】将青皮拣除杂质,洗净,晒干或烘干,研成极细粉,与魔芋粉充分混合均匀,放入滤纸袋中,扎紧袋口并挂线,与绿茶同放入大杯中,用刚煮沸的开水冲泡,加盖闷15分钟即成。

【功效】行气化滞解郁,和胃解毒抗邪。

【主治】适用于气滞不和的消化性溃疡。凡症见嗳气频作、胸脘胀痛的消化性溃疡患者皆可饮用本茶。

【用法】当茶,频频饮服,一般可连续冲泡 3 ~ 5 次。

●●● 银花茶 ●●●

【材料】金银花 10 克,绿茶 3 克。

【做法】将金银花拣除杂质,洗净,晒干或烘干,切成碎小段,与绿茶同放入杯中,用刚煮沸的开水冲泡,加盖闷 15 分钟即成。

【功效】清热解毒,凉胃生津。

【主治】适用于热郁型消化性溃疡。现代研究表明,金银花有广谱抗菌的作用,能较好地抑制幽门螺杆菌感染,临床常用于治疗热郁型的消化道疾病。凡症见胃中灼热、疼痛的消化性溃疡患者皆可经常饮用。

【用法】当茶,频频饮服,一般可连续冲泡 3 ~ 5 次。

●●● 夏枯草蜜茶 ●●●

【材料】夏枯草 10 克,蜂蜜 5 克。

【做法】将夏枯草拣除杂质,洗净,晾干,切碎后放入砂锅,加水适量,大火煮沸后,改用中火煨煮 20 分钟,用洁净纱布过滤,收取滤汁放入容器,待其降至温热时,加入蜂蜜,拌和均匀即成。

【功效】清胃泻热。

【主治】适用于胃热型消化性溃疡。凡胃中灼热、口干津少的消化性溃疡患者皆可经常饮用。

【用法】当茶,频频饮服。

●●● 莲心茶 ●●●

【材料】莲心 2 克,绿茶 3 克。

【做法】将莲心拣除杂质,洗净,晾干后,与绿茶同放入杯中,用刚煮沸的开水冲泡,加盖闷 15 分钟即成。

【功效】养阴生津清胃。

【主治】适用于阴虚型消化性溃疡。凡症见口苦口干、舌红少津、脘中灼热的消化性溃疡患者皆可经常饮用。

【用法】当茶,频频饮服,一般可连续冲泡 3～5 次。

●●● 苏叶砂仁茶 ●●●

【材料】苏叶 5 克,砂仁 2 克,红茶 3 克。

【做法】将苏叶、砂仁分别拣除杂质,洗净,晒干或烘干,共研为粗末,与红茶同放入大杯中,用刚煮沸的开水冲泡,加盖闷 15 分钟即成。

【功效】温胃散寒,调气和中。

【主治】适用于胃寒气滞的消化性溃疡。凡症见胃中寒痛隐隐、乏力倦怠、食欲不振的消化性溃疡患者,皆可经常饮用。

【用法】当茶,频频饮服,一般可连续冲泡 3～5 次。

●●● 桂圆茶 ●●●

【材料】桂圆 5 枚,红茶 3 克。

【做法】将桂圆剥去外壳,与红茶同放入杯中,用刚煮沸的开水冲泡,加盖闷 15 分钟即成。

【功效】温中和胃。

【主治】适用于脾胃虚寒型消化性溃疡。凡症见胃中虚寒隐隐、时时泛吐清水、倦怠无力、食欲不振的消化性溃疡患者皆可经常饮用。

【用法】当茶,频频趁温热饮服,一般可连续冲泡 3～5 次。最后可将桂圆肉嚼食咽下。

●●●● 三仙白及蜜茶 ●●●●

【材料】焦山楂 10 克,焦谷芽 10 克,焦麦芽 10 克,白及 10 克,蜂蜜 20 毫升。

【做法】将焦山楂、焦谷芽、焦麦芽、白及分别拣除杂质,洗净,晾干后,白及切成饮片,与焦山楂、焦谷芽、焦麦芽同放入砂锅,加水适量,大火煮沸后,改用中火煨煮 10 分钟,用洁净纱布过滤,收取滤汁放入容器,待其温热时,加入蜂蜜,拌匀即成。

【功效】消食化积,护膜止血。

【主治】适用于症见食积停胃、消化不良的胃溃疡患者。本方也适用于症见饮食不消、胸脘痞闷胀痛、纳食不香,且有出血倾向的消化性溃疡患者。

【用法】当茶,徐徐饮服。

●●●● 麦冬三七玉蝶茶 ●●●●

【材料】麦冬 10 克,参三七 2 克,玉蝴蝶 2 克。

【做法】将麦冬、参三七、玉蝴蝶分别拣除杂质,洗净,晾干或晒干,麦冬、参三七共研碎或研成粗末,与玉蝴蝶同放入大杯中,用刚煮沸的开水冲泡,加盖闷 15 分钟即成。

【功效】益气生津,养胃护膜,止血化瘀。

【主治】适用于症见胃中灼热、嗳气脘痞、口舌干燥的阴虚气滞型消化道出血轻症以及胃溃疡患者。

【用法】当茶,频频饮服,一般可连续冲泡 3～5 次。

●●●● 左金陈皮茶 ●●●●

【材料】黄连 3 克,吴茱萸 2 克,陈皮 5 克,绿茶 5 克。

【做法】将黄连、吴茱萸、陈皮分别拣除杂质,洗净,晒干或烘干,研成粗末,同放入滤纸袋中,封口挂线,与绿茶同放入大杯中,用刚煮沸的开水冲泡,加盖闷15分钟即成。

【功效】清肝和胃,降逆止呕,行气止痛。

【主治】适用于肝胃不和、肝热郁胃、胃气上逆而频作泛酸的消化性溃疡患者。本方所用的吴茱萸与黄连配伍,系引自"左金散",能很好地抑制幽门螺杆菌感染。本方尤其擅长治疗肝气郁滞化热所致的肝火犯胃证,症见脘胁疼痛、嗳气呕恶、嘈杂吞酸者。

【用法】当茶,频频饮服,一般可连续冲泡3~5次。

23 适合消化性溃疡患者的果菜汁有哪些?

••• 荠菜胡萝卜汁 •••

【材料】荠菜250克,胡萝卜150克,蜂蜜适量,凉开水适量。

【做法】将荠菜洗净,切碎;胡萝卜洗净,切小块,加适量的冷开水,与荠菜一起放入榨汁机中,搅打成泥,过滤压榨出汁,倒入杯中。后将蜂蜜加入杯中,调匀即成。

【功效】止血降压,健脾养胃。

【主治】适用于脾胃虚弱型消化性溃疡。

【用法】当饮料饮用。

••• 卷心菜香蕉胡萝卜汁 •••

【材料】卷心菜200克,胡萝卜100克,香蕉40克,橘子80克,柠檬50克。

【做法】将胡萝卜洗净,切片;卷心菜洗净,一片片掰开;香蕉去皮,切成小段;柠檬、橘子去皮、核。后将卷心菜、胡萝卜、香蕉、橘子、柠檬一起放入榨汁机内压榨取汁即成。

【功效】健脾养胃。

【主治】适用于脾胃虚弱型消化性溃疡。

【用法】当饮料饮用。

●●● 胡萝卜卷心菜苹果汁 ●●●

【材料】胡萝卜、苹果、卷心菜各500克,蜂蜜少许,凉开水适量。

【做法】将胡萝卜洗净,去头、尾,去皮,切成小碎块;苹果去皮、核,切成小块;卷心菜洗干净,切块。将胡萝卜、苹果、卷心菜放入榨汁机中,搅打后过滤取汁;再将蜂蜜加入即成。

【功效】健脾养胃。

【主治】适用于脾胃虚弱型消化性溃疡。

【用法】当饮料饮用。

●●● 卷心菜李子汁 ●●●

【材料】卷心菜250克,李子200克,柠檬50克。

【做法】将卷心菜洗净,叶剥下,剁碎。若不习惯饮用生蔬菜汁,可将卷心菜用开水烫一下,再剁碎。李子洗净,切成两半,去核。将卷心菜、李子、柠檬(连皮)放入榨汁机内,搅打后过滤取汁即成。

【功效】健脾益胃润肠。

【主治】适用于各型消化性溃疡。

【用法】当饮料饮用。

24 适合消化性溃疡患者饮用的药粥有哪些?

●●● 猴头菇粥 ●●●

【材料】猴头菇 150 克,大米 100 克,葱花、生姜末、精盐、味精各适量。

【做法】将猴头菇用温开水泡发,洗净,切碎,剁成糜糊状。大米淘净后入锅,加水适量,先用大火煮沸,加猴头菇糜糊,后改以小火煨煮成黏稠粥,粥成时加葱花、生姜末、精盐、味精,拌和均匀即成。

【功效】调补脾胃,促进食欲,防癌抗癌。

【主治】适用于脾胃虚寒型消化性溃疡。

【用法】每日早、晚分食,温热食用。

●●● 鲜藕粥 ●●●

【材料】鲜藕 200 克,糯米 100 克,红糖适量。

【做法】将鲜藕洗净,切成小块,与红糖和淘洗干净的糯米一同入锅,加水,用大火烧开,再转用小火熬煮成稀粥。

【功效】健脾开胃,养血止泻。

【主治】适用于脾胃虚寒型消化性溃疡。

【用法】每日早、晚分食,温热食用。

●●● 栗子白及粥 ●●●

【材料】白及粉 15 克,栗子肉 50 克,糯米 100 克,大枣 5 个,蜂蜜适量。

【做法】将栗子肉、糯米、大枣分别洗净与蜂蜜一同入锅,加水煮至粥将熟时,将白及粉加入粥中,改小火稍煮片刻,待粥黏稠即成。

【功效】补肺止血,养胃生肌。

【主治】适用于脾胃虚寒型消化性溃疡。

【用法】每日早、晚分食,温热食用。

●●● 香菇火腿麦片粥 ●●●

【材料】新鲜香菇 20 克,冬笋 15 克,熟火腿肉 30 克,大枣 20 枚,麦片 30 克,糯米 100 克,鲜汤、黄酒、葱、生姜、精盐、麻油各适量。

【做法】将熟火腿肉、洗净的冬笋切成小碎丁;大枣洗净,剖开去核,切成枣肉丁;香菇洗净,撕碎;糯米淘洗净,放入锅中,加适量鲜汤,大火煮沸后,加入火腿丁、冬笋丁、枣肉丁、香菇、麦片、黄酒、葱、生姜,用小火熬煮成稠粥,调入精盐、麻油即成。

【功效】益气健脾,温中养胃。

【主治】适用于脾胃虚寒型消化性溃疡。

【用法】每日早、晚分食,温热食用。

●●● 党参焦米粥 ●●●

【材料】党参 25 克,大米 50 克,水 1000 毫升。

【做法】将大米淘洗干净,沥干,炒至焦黄;然后与党参一同加水 1000 毫升煎至 500 毫升即成。

【功效】补中益气,除烦渴,止泄泻。

【主治】适用于慢性消化性溃疡。

【用法】隔日 1 剂,温热食用。

25 适合消化性溃疡患者的菜肴有哪些？

●●● 姜丝鳝鱼 ●●●

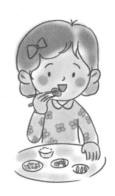

【材料】鳝鱼 500 克，生姜 150 克，鸡蛋 1 个，黄酒、精盐、味精、酱油、淀粉、麻油各适量。

【做法】将鳝鱼宰杀，去头、内脏、骨、皮，洗净切丝，放入碗内，加入精盐、味精、黄酒、淀粉、鸡蛋清上浆。生姜洗净，去外皮，切细丝，放入漏勺内，入沸水锅烫一会儿，倒入盘中。锅中放入清水烧沸，下鳝鱼丝，用筷子轻轻拨动，烧沸后捞出沥水，倒入盛有生姜的盘子，浇上酱油、麻油，吃时拌匀即成。

【功效】补中益气，健胃止呕。

【主治】适用于脾胃虚弱型消化性溃疡。

【用法】佐餐食用。

●●● 三色虾仁 ●●●

【材料】菜花 500 克，熟胡萝卜 15 克，鸡蛋 2 个，青豆 15 克，植物油、笋汤、精盐、味精、黄酒、面粉、湿淀粉、麻油各适量。

【做法】将菜花洗净，用沸水烫至六成熟时，捞出控净水，切成 1.5 厘米见方的丁；将熟胡萝卜去皮，切成 1.5 厘米见方的丁；取一个碗，加入适量清水，再加入面粉、鸡蛋清、味精、精盐搅匀；炒锅上中火，加植物油烧至六成热，将菜花放入拌好的蛋粉糊中，挂糊后分散放入锅中，用勺翻动几次，呈白玉色时捞起控油，即成素虾仁；炒锅内留底油少许，烧热后放入胡萝卜煸炒一下，随即加入黄酒、精盐、笋汤烧沸，再放入青豆、味精，用湿淀粉勾稀芡，下入炸好的素虾仁,翻炒几次,淋上麻油即成。

【功效】健脾开胃。

【主治】适用于脾胃虚弱型消化性溃疡。

【用法】佐餐食用。

●●● 香蘑炖豆腐 ●●●

【材料】香蘑 250 克,豆腐 500 克,精盐、味精、葱花、蒜片、猪油、水适量。

【做法】将香蘑去杂,洗净,撕成条;豆腐切块入沸水锅烫一下,捞出;净锅置火上,加猪油烧热,放入葱花、蒜片煸香,再放入豆腐、香蘑、精盐和水适量,烧沸改用小火,炖至香蘑入味,撒上味精,出锅即成。

【功效】益气和中,生津润燥,凉血止血。

【主治】适用于脾胃虚弱型消化性溃疡出血。

【用法】佐餐食用。

●●● 蚝油炒三菇 ●●●

【材料】平菇 200 克,水发香菇 150 克,山慈姑 100 克,青蒜 50 克,植物油 30 克,精盐、白糖、味精各适量,蚝油 25 克,鲜汤 50 克,湿淀粉 5 克,麻油 5 克。

【做法】将平菇去蒂,去杂质,洗净入沸水锅中烫过,并迅速捞出用清水冷却,沥干水分,切成片;水发香菇去蒂,去杂质,洗净切成片;山慈姑洗净切成片;青蒜切成 3 厘米长的段;炒锅上大火,放植物油烧热,投入青蒜段、山慈姑片稍加煸炒,放入平菇、香菇炒匀,再加精盐、白糖、味精、蚝油、鲜汤,炒至入味,用湿淀粉勾芡,淋上麻油,起锅装盘即成。

【功效】益气养血,温中健脾,防癌抗癌。

【主治】适用于脾胃虚弱型消化性溃疡。

【用法】佐餐食用。

●●● **红烧猴头菇** ●●●

【材料】水发猴头菇 500 克,酱油、桂皮、大茴香、植物油、麻油、白糖、味精、鲜汤各适量。

【做法】将猴头菇剪去老根,用清水漂洗干净,捞出,挤干水;炒锅上小火,放植物油烧至三成热,下大茴香、桂皮,炸香,捞出,放猴头菇、酱油、白糖、鲜汤,改中火烧入味,加味精,烧至汤汁浓稠时,淋上麻油,出锅装盘即成。

【功效】养胃抗癌。

【主治】适用于脾胃虚弱型消化性溃疡。

【用法】佐餐食用。

26 适合消化性溃疡患者的主食是什么?

●●● **参桂米饭** ●●●

【材料】党参 20 克,肉桂 2 克,大米 200 克,水适量。

【做法】将党参片用冷水浸泡 20 分钟后,加水煎煮 30 分钟,去渣留汁,放入淘洗干净的大米,加适量的水煮成软米饭。肉桂研成极细粉,兑入米饭中调匀即成。

【功效】健脾温胃散寒。

【主治】适用于脾胃虚寒型消化性溃疡。

【用法】当正餐食用。

27 适合消化性溃疡患者的汤有哪些?

●●● **黄芪猴头鸡肉汤** ●●●

【材料】猴头菇 250 克,黄芪 50 克,鸡肉 500 克,胡椒粉、生姜、葱白、黄酒、清汤、精盐、味精各适量。

【做法】将猴头菇洗净，用温水泡发好，捞出，洗净，切片，发猴头菇的水用纱布过滤待用；鸡肉洗净，剁块；黄芪切片；然后把鸡块、黄芪、生姜片、葱段、黄酒、发猴头的水和少量清汤放入锅内，用旺火烧沸，后改用小火烧炖90分钟，下猴头菇片，再煮45分钟，加入精盐、味精和胡椒粉，盛入汤盆即成。

【功效】助消化，利五脏，补中益气，养血生津。

【主治】适用于气虚型消化性溃疡。

【用法】佐餐食用。

28　适合胃黏膜脱垂患者的药粥有哪些？

••• 桂圆大枣莲子粥 •••

【材料】桂圆肉10克，大枣10枚，莲子20枚，糯米100克。

【做法】将莲子用温开水浸泡4小时，与桂圆肉、大枣及淘洗干净的糯米同入锅中，加水适量，煮成稠粥。

【功效】补中益气，升提中气。

【主治】适用于气虚型胃黏膜脱垂。

【用法】早、晚分食。

••• 陆游药粥 •••

【材料】生黄芪40克，大米100克，红糖10克，陈皮5克。

【做法】将黄芪洗净，放入锅内熬煎取汁；大米淘净，放入锅内加适量清水，并加入黄芪汁，把锅置大火上烧沸，改用小火熬煮。待粥快熟时，加红糖、陈皮，继续熬煮，直至药粥熟透即成。

【功效】补气升提，健脾养胃。

【主治】适用于气虚型胃黏膜脱垂。

【用法】早、晚服食,常服有效。

●●● 山药三米粥 ●●●

【材料】山药 30 克,大米 30 克,玉米 30 克,高粱米 30 克,白糖 20 克。

【做法】将山药打成细粉;大米、玉米、高粱米淘洗干净,放入锅内,加水适量,置大火烧沸,再用小火煮 50 分钟,加入山药粉、白糖搅匀,再烧沸即成。

【功效】益气健脾,和胃升提。

【主治】适用于气虚型胃黏膜脱垂。

【用法】每日 1 次。

29 适合胃黏膜脱垂患者的菜肴有哪些?

●●● 参芪鲫鱼 ●●●

【材料】黄芪 10 克,党参 10 克,活鲫鱼两条(约 500 克),香菇 10 克,植物油、白糖、葱、生姜、黄酒、精盐、味精各适量。

【做法】将鲫鱼除去鳞、鳃和内脏,洗净,在鱼腹上斜刀切成十字花刀;黄芪、党参洗净,切成厚片;香菇用水发开,切成对开;炒锅置大火上,放入植物油烧至六成热,下鲫鱼,煎至表皮呈金黄色,捞出,去油;再将炒锅置火上,放入植物油、白糖,略炒,将煎好的鲫鱼放入,同时放入党参、黄芪,加适量水,大火煮沸后,再用小火煨,待汤汁已浓,鱼熟透时,加入香菇,调入葱、生姜、黄酒、精盐、味精等,略煮片刻,除去黄芪、党参即成。

【功效】益气升提,健脾养胃,利水消肿。

【主治】适用于中气不足、脾胃虚寒、水湿不化的胃黏膜脱垂。

【用法】佐餐食用。

●●● 黄芪软炸里脊 ●●●

【材料】猪里脊肉 400 克，黄芪 50 克，蛋黄 1 个，葱段、生姜片、味精、黄酒、酱油、精盐、湿淀粉、植物油各适量。

【做法】将黄芪切片，水煮，取黄芪浓缩汁 50 毫升备用；将里脊肉去掉白筋，切成条，淘净血沫，沥干水分，放碗内，加入葱段、生姜片、味精、黄酒、酱油、精盐，腌制 10 分钟，去掉葱、姜，沥干水分；将蛋黄、湿淀粉放碗内，用手搅成糊，里脊肉放入糊内搅匀；将锅置火上，加入植物油，油烧至五成热，将里脊肉逐块下锅，炸至金黄色，肉发起时，将油滗出，最后将黄芪浓缩汁洒在肉上，拌匀即成。

【功效】补中益气。

【主治】适用于气虚型胃黏膜脱垂。

【用法】佐餐食用。

●●● 黄芪鹌鹑 ●●●

【材料】黄芪 10 克，鹌鹑 2 只，生姜 2 片，葱白 1 节，胡椒粉、精盐适量，清汤 250 克。

【做法】将鹌鹑宰杀后，沥净血，除去毛，由背部剖开，除去内脏，斩去爪，冲净，再入沸水中焯约 1 分钟，捞出待用。将黄芪洗净，切成薄片，再把黄芪片、生姜、葱白分别装入鹌鹑腹内，将鹌鹑放在蒸碗内，注入清汤，用湿绵纸封口，上笼蒸约 30 分钟；取出鹌鹑，揭去绵纸，滗出汁，加精盐、胡椒粉调好味，再将鹌鹑放入汤碗内，灌入原汁即成。

【功效】益气补中升提。

【主治】适用于气虚型胃黏膜脱垂。

【用法】佐餐食用。

••• 黄精蒸鸡 •••

【材料】黄精、党参、山药各 50 克,母鸡 1 只,精盐适量。

【做法】选择块大、色黄、切断面透明且质润的优质黄精切成薄片;将优质党参、山药各切成薄片;把当年的新母鸡(重 1~1.5 千克)如常法宰杀后,去毛及内脏,洗净,勿切;把黄精、党参、山药及精盐放入鸡肚内,用线扎好后,置于盆内,加水适量,隔水蒸熟即可。

【功效】补中益气,健脾和胃。

【主治】适用于气虚型胃黏膜脱垂。

【用法】每日早、晚空腹温热服食,2~3 天内吃完。

••• 大枣炖兔肉 •••

【材料】大枣 15 枚,兔肉 400 克,生姜、葱、精盐、黄酒适量。

【做法】将兔肉洗净,切成 2 厘米×1 厘米的块,与大枣一同放入砂锅内,加入葱、生姜、精盐、黄酒、清水适量;将砂锅置于火上炖熟即成。

【功效】补中益气。

【主治】适用于气虚型胃黏膜脱垂。

【用法】佐餐食用。

••• 猴头菇黄芪鸡 •••

【材料】猴头菇 50 克,黄芪 20 克,小仔鸡 1 只,葱结、生姜片、精盐各适量。

【做法】将活的小仔鸡宰杀,去毛及内脏,洗净后切成块;猴头菇用热水泡软,捞出挤干,去除根蒂,再换热水泡发,切成薄片;黄芪洗净,与鸡肉、葱结、生姜片一起放入锅中,加适量清水,大火煮沸后,改小火炖 3 小时,除去黄芪,再将猴头菇片放入锅内,继续煨煮至猴头菇熟烂,加入精盐,再煮沸即成。

【功效】益气升陷,补脾健胃,和中开胃。

【主治】适用于脾气虚弱的胃黏膜脱垂。

【用法】佐餐食用,喝汤,吃鸡肉、猴头菇。

●●● 香附陈皮炖鹌鹑 ●●●

【材料】香附 10 克,苍术 20 克,厚朴 15 克,生姜 10 克,陈皮 15 克,大枣 6 枚,甘草 5 克,砂仁 2 克,黄酒 15 克,精盐 6 克,葱 10 克,鹌鹑 2 只。

【做法】将鹌鹑宰杀,去毛、内脏及爪;香附、苍术、厚朴、生姜、陈皮、大枣、甘草、砂仁洗净,与鹌鹑一起放入炖锅内,再加入水、黄酒、葱段;炖锅置大火上烧沸,再用小火炖煮 40 分钟,加入精盐,拌匀即成。

【功效】和胃行气,补脾养血。

【主治】适用于气滞型胃黏膜脱垂。

【用法】每日 1 次,每次吃鹌鹑 1 只,喝汤。

30 适合胃黏膜脱垂患者的主食是什么?

●●● 黄芪二麻糯米饭 ●●●

【材料】黄芪 30 克,黑芝麻 200 克,升麻 10 克,糯米 250 克,白糖适量。

【做法】黄芪、升麻洗净后煎浓汁;黑芝麻洗净,炒熟,研碎;糯米洗净;黑芝麻和糯米放入蒸锅中,加入黄芪升麻浓汁及水适量;加白糖拌匀后,隔水蒸熟即成。

【功效】补中益气,升提阳气,滋补肝肾。

【主治】适用于中气下陷型胃黏膜脱垂。

【用法】早、晚餐食用。

31 适合胃黏膜脱垂患者的汤有哪些？

●●● 鲫鱼黄芪汤 ●●●

【材料】鲜鲫鱼 1 条（重约 250 克），黄芪 25 克，炒枳壳 10 克，生姜、精盐适量。

【做法】将黄芪、枳壳洗净，放入锅内，加入清水，煎煮 40 分钟，去渣取汁备用；将鲫鱼去鳞、鳃及内脏，洗净后放入锅内，加入药汁，酌加生姜、精盐等调料，先用大火煮沸，再转用小火炖至鱼肉熟烂即成。

【功效】补气升阳，健脾和中。

【主治】适用于脾虚下陷所致的胃黏膜脱垂。

【用法】佐餐食用，喝汤，吃鱼肉。

●●● 黄芪鱼肚汤 ●●●

【材料】黄芪 30 克，鱼肚 50 克，时蔬 100 克，香菇 10 克，鸡汤 250 毫升，黄酒、胡椒粉、精盐、姜、葱适量。

【做法】将鱼肚发透，切成 3 厘米见方的块；黄芪切薄片，用火炒黄；时蔬洗净，切成 4 厘米长的段；姜切片，葱切花，香菇切薄片，胡椒打成粉；将鱼肚、黄芪、黄酒、姜、葱、胡椒粉、香菇放入炖锅中，加入鸡汤，置大火上烧沸，用小火炖 40 分钟，再加入盐、时蔬煮沸即成。

【功效】补气升提，升阳护胃。

【主治】适用于气虚型胃黏膜脱垂。

【用法】每日 1 次，可佐餐，可单食。

32　胃下垂患者应如何调理饮食?

胃下垂是指胃周围组织、韧带松弛无力,不能将其固定在正常的位置上,致使胃下垂到脐孔水平以下,甚至下垂到盆腔。中医学认为,胃下垂的病机缘于脾胃虚弱,气血生化之源不足,以致脏腑失于调养,继则出现中气下陷之证。在胃病的基础知识中,对胃下垂的中医辨证已作过介绍,现将其归纳为中气下陷、脾胃虚寒两个方面来介绍胃下垂患者的饮食应如何调理。

(1)中气下陷　胃下垂患者多因病久而身体羸弱,脾胃气虚日甚,无力升举而下陷,胃不能维持其固有位置而下垂,故胃部坠胀不适、头晕眼花、少气倦怠、舌淡、苔白、脉濡弱。其饮食原则应以补中益气、升提固脱为主。平时应少食多餐,食物要易于消化,宜选用黄芪、党参、冬虫夏草、山药、红枣、莲子、葛根、猴头菇、竹荪等。

(2)脾胃虚寒　此类胃下垂患者脾气素弱,中阳不振,运化无力,可见胃部坠胀作寒、泛吐清涎、四肢不温、倦怠乏力、喜暖怕冷、喜温热饮食、得温食后能稍微缓解、舌质淡、苔薄白、脉细软无力。其饮食原则应以益气温中、健脾和胃为主。平时饮食应注意不可过食生冷寒凉,炎热的夏季也应忌食生冷瓜果,宜选用党参、白术、黄芪、生姜、糯米、狗肉、羊肉、牛肉、桂圆肉、荔枝干、红茶、香菇、蘑菇、猴头菇、薏苡仁、莲子等。

33　适合胃下垂患者的药茶有哪些?

●●● 黄芪桂圆茶 ●●●

【材料】黄芪5克,桂圆肉10克,红糖3克。

【做法】将黄芪、桂圆肉分别洗干净,晒干或烘干,黄芪切成饮片,与桂圆肉同放入大杯中,用刚煮沸的开水冲泡,加盖闷 20 分钟,加入红糖,拌和均匀即成。

【功效】益气养胃。

【主治】适用于脾胃虚寒型胃下垂。凡症见胃中虚寒隐隐作胀、时而泛吐清水、倦怠无力、食欲不振的胃下垂患者皆可饮用。

【用法】当茶,趁温热频频饮服,一般可连续冲泡 3～5 次。

●●● 双参益胃茶 ●●●

【材料】白参 3 克,南沙参 10 克。

【做法】将白参、南沙参分别拣除杂质,洗净,晒干或烘干,切成饮片,同放入大杯中,用刚煮沸的开水冲泡,加盖闷 15 分钟即成。

【功效】益气养阴,健脾和胃。

【主治】适用于气阴两虚型胃下垂。本方对中老年气短乏力、体弱困顿、口干唇燥、胃脘嘈杂、纳食不振的胃下垂患者尤为适宜。

【用法】当茶,频频饮服,一般可连续冲泡 3～5 次,白参、南沙参饮片也可随饮茶嚼食咽下。

●●● 橘皮莱菔子茶 ●●●

【材料】新鲜橘皮 15 克,莱菔子 10 克。

【做法】将新鲜橘皮拣除杂质,反复用清水洗净其外皮,晾干或晒干,切成碎小末,与拣除杂质的莱菔子同放入大杯中,用刚煮沸的开水冲泡,加盖闷 10 分钟即成。

【功效】行气和胃,消食化积。

【主治】适用于食积气滞、嗳腐泛酸、不思纳食的胃下垂。新鲜橘皮含挥发油多,作用较强,也可改用陈皮,每日 6 克,虽作用减弱一些,但较平和,具体可视病情轻重而选择使用。

【用法】当茶,频频饮服,一般可连续冲泡 3~5 次。

●●● 麦芽枳壳茶 ●●●

【材料】麦芽 15 克,枳壳 6 克。

【做法】将麦芽、枳壳分别拣除杂质,洗净,晒干或烘干,研碎或研成粗末,同放入大杯中,用刚煮沸的开水冲泡,加盖闷 10 分钟即成。

【功效】消食化积,行滞消胀。

【主治】适用于食滞不化、胃脘胀满的胃下垂。凡因食积脾胃,症见胸脘胀满、呕恶泛腐、脘腹疼痛、食欲不振、舌苔偏厚腻者,皆可应用本方。

【用法】当茶,趁温热徐徐饮服,一般可连续冲泡 3~5 次。

●●● 芪术茶 ●●●

【材料】黄芪 200 克,白术 200 克,陈皮 100 克。

【做法】将黄芪、白术、陈皮分别拣除杂质,洗净,晒干或烘干,切碎后,共研成粗末,按每 10 克量 1 份分装入绵纸袋中,封口挂线,装瓶防潮,备用。

【功效】益气健脾,调气和中消胀。

【主治】适用于脾胃虚弱而致气机不畅、脘腹作胀的胃下垂。本方益气而不壅滞、健脾而不伤阴,且简便易行,对中老年尤其老年人乏力倦怠、胸脘胀闷、不思纳食的慢性胃下垂患者极为适宜。

【用法】每日上、下午各取 1 袋,放入杯中,用刚煮沸的开水冲泡,加盖闷 15 分钟,当茶,趁温热徐徐饮服,一般可连续冲泡 3~5 次。

●●● 青陈皮茶 ●●●

【材料】青皮 100 克,陈皮 100 克。

【做法】将青皮、陈皮分别拣除杂质,洗净,晒干或烘干,研成粗末,按每10克1份分装入绵纸袋中,封口挂线,装瓶防潮,备用。

【功效】调气畅中消胀。

【主治】适用于脾胃虚弱、气郁不畅所致的时作嗳气、脘腹痞胀的胃下垂。

【用法】每日上、下午各取1袋,放入大杯中,用刚煮沸的开水冲泡,加盖闷15分钟,当茶,趁温热缓缓饮服,一般可连续冲泡3~5次。

●●● 黄芪扁豆陈皮茶 ●●●

【材料】新鲜白扁豆300克,陈皮100克,黄芪200克。

【做法】将白扁豆、陈皮、黄芪分别拣除杂质,洗净,晒干或烘干。白扁豆入锅,用微火炒至焦黄,与陈皮、黄芪共研为细末,按每10克1份分装入绵纸袋中,封口挂线,装瓶防潮,备用。

【功效】益气健脾,调气和中。

【主治】适用于脾胃虚弱、气郁不畅所致的时作嗳气的胃下垂。

【用法】每日上、下午各取1袋,放入大杯中,用刚煮沸的开水冲泡,加盖闷15分钟,当茶,趁温热缓缓饮服,一般可连续冲泡3~5次。

●●● 陈皮茶 ●●●

【材料】陈皮5克,茶叶3克。

【做法】将陈皮拣除杂质,洗净,晒干或烘干,研成粗末,与茶叶同放入杯中,用刚煮沸的开水冲泡,加盖闷15分钟即成。

【功效】生津除烦,调气和胃。

【主治】适用于中气下陷型胃下垂。

【用法】当茶,趁温热频频饮服,一般可连续冲泡3~5次。

●●● 枳实茶 ●●●

【材料】枳实 30 克。

【做法】将枳实拣除杂质,洗净,晾干后切成片或切碎,放入砂锅中,加水浓煎 2 次,每次 30 分钟,用洁净纱布过滤,合并 2 次滤汁,用小火煮沸即成。

【功效】行气升提。

【主治】适用于中气下陷型胃下垂。本方对中老年中气不足、胃中积热所致的食滞不化的胃下垂患者尤为适宜。

【用法】当茶,早、晚分服。

34 什么药粥适合胃下垂患者?

●●● 黄芪升麻粥 ●●●

【材料】黄芪 30 克,升麻 10 克,大米 100 克。

【做法】将黄芪、升麻用冷水浸泡 30 分钟,浓煎 2 次,合并滤汁,加入淘洗干净的大米,煮成稠粥即成。

【功效】补气升阳。

【主治】适用于气虚型胃下垂。

【用法】早、晚分食。

第五章
运动及心理疗法防治慢性胃病

① 运动疗法如何防治胃病?

运动疗法在胃病防治中的作用已为现代医学研究所证实,而且在临床观察中也被充分地予以肯定。现以胃下垂为例,简单说明如下。

现代医学研究资料表明,胃依靠一些韧带与周围的脏器相连接,被固定在一个相对稳定的位置。如果这些韧带松弛,胃壁肌肉也会弛缓乏力,胃的张力低,加之饱食无度,胃就很容易被牵拉下坠,久而久之,容易形成胃下垂。尤其后天性的胃下垂多半是因身体过分消瘦,腹壁肌肉无力,韧带张力低下、松弛无力所造成的。

与此形成鲜明对比的体操、游泳、武术等运动员,他们全身强劲的肌肉、韧带都是在合理饮食调养、坚持锻炼下获得的,他们几乎与胃下垂"无缘"。在群众性健身运动中,一些原有胃下垂者,经医生指导选择了适合自己的体育锻炼方法,从零开始,循序渐进,日积月累,不仅原有的疾病得以康复,而且还强健了自身的体魄。

运动能使人心情愉快、精神饱满,可以消除精神因素对胃病的不良影响。运动能加快胃肠蠕动,增加食欲,促进消化,并能增强全身肌肉的力量(包括增强腹肌和消化道平滑肌的力量)。但急性胃炎一般因腹痛较重不能、也不宜进行运动。新患胃溃疡的患者禁止运动,有胃出血或出血倾向者也应暂停运动。如胃溃疡持续时间较久转成慢性后,患者就可以参加一般运动了。一般来说,饭前半小时和饭后一小时内要避免进行剧烈运动。胃下垂患者更应该在吃完饭两小时后再进行锻炼。

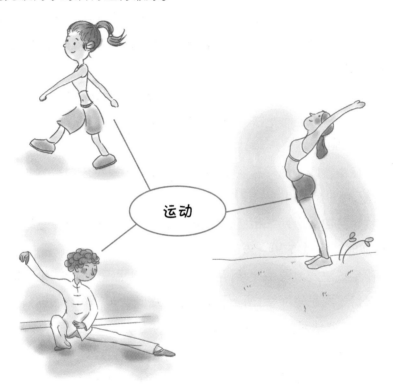

对于大多数胃病患者来说,散步、做操、骑车、打太极拳、跳交谊舞等有氧运动都是十分有益的。运动用于胃病的防治,除上述锻炼项目外,还可选定根据不同的慢性胃病进行编排设计的医疗体操,如治疗胃下垂的医疗体操、治疗慢性胃炎的"一分钟运动"等都是值得推荐的好方法。

2 适合慢性胃病患者的保健按摩操有哪些?

（1）叩齿　叩击上、下牙齿,先叩两侧大牙各20~30次,再叩门牙20~30次。

（2）搅海、咽津　先将舌尖抵于唇内、门牙外,顺着牙床向左搅转7~10圈,再向右搅转7~10圈;然后吸腮10~20次,促使唾液分泌;随即将唾液在口中鼓漱10~20次后,分3次咽下。

（3）按揉胃俞穴　两臂屈肘,虎口朝下,两手中指端各按于同侧胃俞,拇指附着于肋骨前,由轻而重按揉30~50次;或握拳,用食指掌指关节突起部按胃俞穴30~50次。

（4）按压中脘穴　两臂屈肘,两手掌相叠,用掌根按压中脘穴30~50次,吸气时按压,呼气时复原。

（5）按揉丹田穴　两掌相叠,掌根贴于丹田穴,随呼吸两手轻轻按转回旋一周,顺、逆时针各揉按30~50次。

（6）叩足三里穴　两手握拳,用拳轮叩击同侧足三里穴各30~50次。

（7）摆臂　两手轻握拳,两上肢弯曲,肘关节呈90°角,然后前后交替摆动各10~20次。此法可促进肩关节及胸大肌的活动,改善血液循环,并有增强内脏功能活动的作用。

（8）和带脉　自然盘坐,两手握拳置于小腹前的大腿上,上身旋转自左而右转16次,再自右而左转16次,探胸时吸气,缩胸时呼气。此法有强腰固肾、促进胃肠蠕动、帮助消化吸收的作用。

3 适合慢性胃炎患者的运动有哪些?

针对慢性胃炎主要表现为上腹部疼痛（胃脘痛）、腹胀、消化不良等,采取适当、适量的运动可促进胃肠蠕动,改善胃黏膜血液循环,促进胃黏膜炎症愈合,进而提高消化功能,增进食欲。

（1）散步　散步是一种适合中老年慢性胃炎患者的运动疗法。散步时,机体的整个内脏器官都处于微微的颤动状态,再配合有节奏的呼吸,可使腹部肌肉有节奏的前后收缩,横膈肌上下运动,这对胃肠来说,可以起到一种有益的按摩作用,可以刺激消化液的分泌、促进胃肠的蠕动,从而收到提高胃肠消化功能的效果。

（2）"一分钟运动"　此项运动对于治疗慢性胃炎有很好的辅助疗效。"一分钟运动"有助于促进胃肠蠕动,改善胃黏膜的血液循环,促进炎症的愈合。

（3）太极拳　太极拳可以促进腹腔血液循环,改善胃部营养状况,增加胃肠蠕动。长期坚持打太极拳,还可以促进慢性胃炎患者炎症的消失,使其胃肠功能逐渐恢复正常。

4　什么是适合慢性胃炎患者的"一分钟运动"？

"一分钟运动"治疗慢性胃炎的锻炼要点如下。

·患者取仰卧位,双膝关节稍屈至舒适位置,两手置于脐上,使小腹回收,同时用脚尖支撑,臀部稍抬起,然后放下臀部,腹部鼓起,如此做腹部一鼓一瘪的腹式呼吸运动,反复做 10 次。

·患者平躺于床上,双手置于枕后,双膝屈曲,同时向左侧倒,还原,再向右侧倒,还原,反复做 10 次。

值得注意的是,本锻炼法适宜在清晨清醒后、起床前进行,以适应人体由睡眠向清醒的过渡过程,练习时动作要缓慢,总共约需要一分钟。

5　适合消化性溃疡患者的运动有哪些？

运动疗法是防治消化性溃疡的有效措施。应根据患者的年龄、性别、体质、病情等具体情况,制定出科学的、合乎实际的锻炼项目和运动强度。消化性溃疡活动期的患者,可适当散步;康复期的患者可经常做广播操、打太极拳、舞太极剑、散步、快走、跑步、进行球类活动、游泳等,但应循序渐进,持之以恒。

消化性溃疡活动期者单纯用运动疗法是不够的,应在综合治疗的同时,辅以运动疗法。运动疗法不但能增加肌肉的活动量,还可以改善呼吸、消化与血液循环等,促进机体的代谢。运动疗法对消化性溃疡虽然有效,但必须持之以恒。要掌握好运动量,锻炼时要避免做带有腹肌过度用力的动作,因腹肌过度用力会增加腹内压力,促使病情加剧。动作应有节律性,这对改善神经系统的功能十分重要。此外,不要在空腹时进行锻炼。对于活动期消化性溃疡,应根据患者的具体情况,先在床上进行锻炼,以后随着溃疡的愈合,活动量可逐渐增加。若出现腹部急剧疼痛、上消化道出血、腹泻时,均不宜进行锻炼,以免引起溃疡穿孔等后果。

(1)太极拳 胃、十二指肠出血已愈,无明显自觉症状,大便潜血试验阴性患者的锻炼以太极拳为主,可练全套简化太极拳或选其中几节的动作来做,如云手、揽雀尾等,每天 1 ~ 2 次,每次 8 ~ 10 分钟。练习太极拳时,思想要高度集中,手、眼、腰、步要互相协调,呼吸与动作配合,注意连绵不断。一般以练习后全身发热、微汗为好。运动量可通过架势和重复次数来控制,并应根据不同体质和病情进行调整。

(2)散步 散步可在风景幽美的环境里平地自由行走,每天 20 ~ 30 分钟。散步可以调节中枢神经系统,改善全身及胃肠功能,对消除腹胀、嗳气等症状,促进食欲有一定作用。

(3)慢跑 每天跑 1000 ~ 2000 米,可分数次完成,也可一次完成。

(4)医疗体操 ①进行轻松、有节律的全身活动,每次 3 ~ 5 分钟,每天 1 次,腹肌练习要少一些。②呼吸体操以深长腹式呼吸为主,可结合全身活动进行。

(5)其他项目 适合消化性溃疡患者的运动项目还有划船和非竞赛性的

小球活动,如乒乓球、羽毛球等。慢跑、划船和小球活动可隔日交替进行。

⑥ 胃下垂患者如何做运动操?

目前,治疗胃下垂主要是通过改善全身营养状况,增强体质,增加腹壁肌肉力量来实现的。下面这套运动操可以增强腹肌力量,起到支撑内脏于正常位置的作用。此外,还能促进胃肠蠕动,增进食欲,消除腹胀、嗳气等不适。其锻炼要点如下。

· 平卧,休息片刻,做腹式呼吸,使腹壁随呼吸而起伏。

· 平卧,伸直上肢,然后向下、左、右方向活动,最后收回。

· 平卧,屈起左下肢,使足跟紧靠臀部,然后伸直,再屈起右下肢重复左下肢动作,交替进行。

· 平卧,屈起两肘,用肘关节着床支持上身重量,使胸部挺起。

· 平卧,抬起右大腿(最好膝部不要弯曲),尽量使大腿和躯干成直角(90°角),再放下。然后换左腿,轮流进行。

· 平卧,两手交叉置头后,两腿不动,然后缓缓坐起。刚开始锻炼时如果坐不起来,可用手略加协助,以后逐渐训练不用手帮助。

· 平卧,屈起右腿,使大腿尽量贴近胸部及腹部,放下,然后换左腿做同样的动作。

· 平卧,向两侧伸直上肢,扭转上身(臀部最好不动),使左手掌心对准右手掌心,恢复原来位置,再以右手掌心对准左手掌心,轮流进行。

· 平卧,屈起左腿,向空中踢出、伸直,再放下,然后换右腿做同样的动作。

以上动作可按次序做,也可以先选择其中几节做,以后逐渐增加;每节动作可以由少到多,先做 4 次或 5 次,逐渐增加到 12 次左右。以上动作若能坚持早、晚各做一遍,且长期坚持,常可收到良好的效果。但是,须提醒大家注意的是,在做胃下垂运动操锻炼之前,应先取得医生的指导和同意,若有活动性溃疡、肠结核,以及剧烈的腹痛等临床表现者,应列为禁忌证。若经检查无上述禁忌证者,可坚持锻炼。

⑦ 慢性胃炎患者如何进行心理保健?

情绪与胃炎关系密切,发怒、紧张可导致胃肌收缩、微小血管痉挛、胃自身保护修复功能减退、胃酸分泌亢进等变化。因此,可以认为精神紧张是慢性胃炎的促进因素,不安和急躁容易引起胃功能和黏膜障碍。人处于紧张、焦虑、恐惧、愤怒状态时,对周围神经的反射不敏感,对周围神经的控制、调节能力下降,使胃肠道的分泌、运动功能紊乱,易致胃炎。研究表明,人在愤怒和紧张时,胃液分泌量大大增加,过量胃液中的胃酸破坏了胃黏膜屏障,甚至可引起黏膜损伤性病变。人在恐惧、忧郁、思考时,会减少胃的血流量,明显抑制胃酸分泌,同时引起胃蠕动减弱,长时间停留在胃内的食糜和胃液的混合液就会对胃黏膜造成损伤。

日常生活中我们可以发现,当工作不顺心、精神紧张、生气时,一些人会出现上腹疼痛、腹胀不适等症状。我国传统医学较早就认识到胃病发病与肝郁有关,肝郁多由情志不畅所引起,说明情志不畅可导致胃病的发生。所以,胃炎患者应尽可能地避免情绪上的应激反应,解除紧张情绪。平时要做到遇事不怒,事中不急,急中不愁,保持心情舒畅,气血平和,这对慢性胃炎的治疗和康复有着重要的意义。

⑧ 消化性溃疡患者如何进行心理保健?

人生活在社会之中,情志活动是对社会反应的自然流露,并非偶尔一怒,间或思虑就会对疾病产生影响的,一般都是长期或剧烈的精神刺激才会致使疾病发生、加重或复发,消化性溃疡亦是如此。因此,精神调护并不是不能有七情的活动,而是要正确地对待而已。有恼怒不要紧,关键是如何排遣疏泄,不致郁闷影响疾病的疗养。休闲娱乐是消除心理压力、烦恼的一种好方法，丰富的业余文化生活、琴棋书画都可寄托情思，调节情绪，稳定情志，使消化系统功能协调，有利于疾病的好转。

　　期望值不要过大，不要把自己的要求和目标定得过高，这样心情自然会舒畅。不要要求别人迎合自己的要求，以免大失所望。偶尔也要学会受点委屈，只要大原则上不受影响，在小事上无须过分坚持。

　　在遇到挫折时，暂时避开，可做些自己喜欢做的事，如运动、看电影、听音乐等，转移眼下的困境，暂时将烦恼抛开；也可将内心的烦恼告诉师长、朋友，心情也会有所舒畅；还可为别人做些事情，帮助别人不仅可以使自己忘却烦恼，还可获得珍贵友谊。

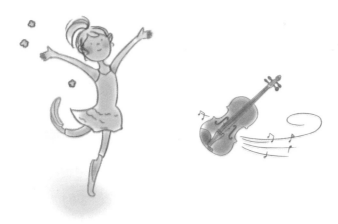

　　高度的心理紧张容易导致消化性溃疡的发生。人在极度痛苦或悲伤过度时，伤心的泪水里含有两种神经传导物质，分别与人的紧张情绪和体内痛感的麻痹有关。而泪水能将这些物质排出，起到缓和紧张情绪的作用。所以，哭可以缓解精神压力。当一个人有精神压力时，哭一场可以防止自己在痛苦中崩溃，防止因高度紧张、极度痛苦、过度悲伤诱发消化性溃疡的发生，因此，不开心时哭一场未尝不可。

第六章
慢性胃病患者用药须知

1 慢性胃病患者可以自行用药吗?

随着现代生活节奏的加快,人们不规律饮食、所承受的各方面压力等都可能导致胃病的发生。治疗胃病的药物虽多,但在具体用药时,一定要咨询专业医生,切不可自以为是,盲目用药。

胀痛与绞痛在临床表现和发病机理上有着根本的不同。一般来说,胀痛多与消化不良有关,是胃肠蠕动功能减弱,属于胃肠动力障碍,治疗上应以胃动力药为主,如临床常用的吗丁啉,它可使胃肠道上部的蠕动和张力恢复正常,促进胃的排空。而绞痛多为胃肠蠕动功能过强,也就是胃肠痉挛,这时使用解痉止痛药会收到较好的疗效。

有的患者有时会有胃部烧灼痛的感觉,也就是俗称的"烧心",这是胃酸分泌过多的表现,此时就需要服用抑制胃酸的药物。胃酸与胃溃疡的形成有密切的关系,过去曾有"无酸不溃疡"之说,但在胃溃疡的发病机制中,胃酸不占主导地位,而胃黏膜防御能力下降才是胃溃疡形成的基础。在胃黏膜防御能力下降的基础上,即使是正常或稍低的胃酸也可损伤胃黏膜而形成溃疡。临床上常用的胃药,一般多偏于抑酸,所以在用抑酸药时有必要加上胃黏膜保护药。一些反酸严重的患者的治疗还需要增加促胃动力药。当选用胃药时，一定要遵照医嘱，看清药物的组成成分和作用原理，对症选药，才会收到应有的疗效。

幽门螺杆菌与慢性胃炎、消化性溃疡、胃癌等多种胃肠道疾病的发生和复发关系密切，为了治疗胃肠道疾病，有的患者需要使用根除幽门螺杆菌的药物。目前根除幽门螺杆菌有很多种方案，常用的是以铋剂或质子泵阻滞剂为中心（如铋剂或质子泵阻滞剂）加上两种抗菌药组成的"三联"方案。以质子泵阻滞剂为中心的"三联"加上铋剂即为"四联"方案。这些方案应在医生指导下选择使用，患者不宜自行买几种药物组合服用就等同于"三联"或"四联"方案。不恰当的使用除了不能使症状缓解外，还可能使幽门螺杆菌产生耐药，以后再用药时效果就会不理想。

患者如果出现"报警症状"，如消瘦、出血、黑便等，一定不要自己治疗，应及时到医院接受正规治疗。

胃病的病因不同，治疗各异。同一种病，不同的患者因为个体的差异，表现的症状或体征会不同，治疗药物也会不一样。所以，患有胃病的患者应及时到医院就诊，在医生指导下用药，以利于早日康复。

② 经常使用铋剂类胃药有什么副作用？

有胃病的人都知道，胃病复发率较高，因此常有"老胃病"的说法。胃病经常复发，要经常服用胃药。但却很少有人知道，长期服用铋剂类胃药有一定的副作用。

要治好胃病，关键问题是胃黏膜的修复与再生。只有使受损的黏膜恢复到正常的健康状态，才能从根本上治好胃病。铋剂类药物能在胃部形成保护膜，还能杀灭幽门螺杆菌，是非常常用的胃药。然而，慢性胃病经常反复发作，需要长期用药。医生在给患者开铋剂类药物时，医嘱疗程一般最长是两个月。有些老胃病患者，可能一开始还在医生的指导下用药，但时间一长，自以为久病成医,他们就会自行买药,一连服用几个月甚至一年。殊不知,此种方法是不可取的。

铋剂类药物既不中和胃酸,也不抑制胃酸分泌,而是在胃液 pH 条件下,在溃疡表面或溃疡基底肉芽组织形成一种坚固的氧化铋胶体沉淀,成为保护性薄膜,从而隔绝胃酸、酶及食物对溃疡黏膜的侵蚀作用,促进溃疡组织的修复和愈合。铋离子能促进黏液的分泌,对溃疡愈合有一定的作用,另外,还有杀灭幽门螺杆菌的作用。

正常情况下,铋剂类药物形成的不溶性胶体沉淀很难被消化道吸收,微量的铋被吸收后主要分布在肝、肾及其他组织中,以肾脏分布居多,主要通过肾脏排泄。长期服用这类药物,可能造成重金属成分——铋在体内的累积,引起铋中毒。铋大量沉积于脑部、肾脏,会引起记忆力变差、尿毒症等。更可怕的是,重金属铋对大脑和肾脏的损害是悄无声息的。铋中毒所引起的脑病,其前驱症状为头痛、失眠、精神异常,后期可突然发生明显的脑病症状,如精神错乱、肌肉强直、运动失调、构音障碍、幻觉、惊厥等。

因此,长期服用铋剂类药物的患者,如出现排尿异常、记忆力和判断力减退,应尽早到医院检查。

③ 胃病患者用药时需注意什么?

胃不舒服的时候,口服增加胃动力的药为什么不能每次都见效?因为并非所有的胃部不适都是由胃动力不足引起的。只有患胃轻瘫综合征或在饭后有胀感时,服用胃动力药才能起到消除胃胀的作用。如果是胃酸过多、胃溃疡、胃痉挛引起的不适,服用胃动力药不仅不起作用,甚至还会加重病情,因此,胃动力药不能随便吃。

胃痛时服用以碳酸盐成分为主的抗酸剂,症状能很快改善,但常会复发,这是什么原因呢?以碳酸盐为主要成分的抗酸剂,俗称苏打片,主要作用是中和胃酸,对胃酸过多引起的胃痛有效。而有些人的胃痛伴有幽门螺杆菌感染,因此,治疗要采用抗酸、抗菌、保护胃黏膜等多重联合的方法,才能防止复发。如果只服用抗酸药,则达不到彻底治疗的作用,所以常会复发。

目前治疗胃病的药物很多,如果不掌握正确的服药方法,就不能及时发挥药物的功效。治疗胃病的药物功效不同,服用时间也不同。患者一旦发现胃部不舒服,应尽早去正规医院就诊,按照医生医嘱服用治疗胃病的相应药物。

4 助消化药有哪些?

助消化药是促进胃肠道消化功能的药物,主要分为下面两类。

(1)消化道分泌液的正常成分　当消化道分泌功能减弱时,可用助消化药替代以促进消化功能,这类药物主要是从动物胃、胰等脏器中提取的酶制剂,如胃蛋白酶、胰酶等,于饭前或饭后服用。由于二者活性条件不同,临床服用时应注意合理使用。胃蛋白酶仅在酸性条件下才能发挥活性,而萎缩性胃炎或消化不良时,胃酸分泌不足,胃酸和胃蛋白酶往往同时缺乏,故胃蛋白酶常与稀盐酸合用,不能与碱性药物同服。胰酶在酸性溶液时活性减弱甚至分解失活,故忌与稀盐酸或含酸性的胃药合用。

(2)促进消化液分泌或制止肠道内过度发酵的药物　用于治疗消化不良,这类药物多来源于植物,如淀粉酶等。

5 胃动力药有哪些?

(1)甲氧氯普胺(胃复安)　胃复安止吐作用较强,能兴奋上消化道平滑肌,提高贲门括约肌的张力,加速胃的收缩,使胃窦部的收缩与十二指肠球部蠕动相协调,加速胃的排空。每次 5 ~ 10 毫克,每日 3 次,于症状出现前半小时或饭前半小时服用。该药有嗜睡、便秘、腹泻、皮疹等不良反应,还有肌震颤、阵发性双眼向上注视、发音困难、共济失调等锥体外系反应,一般停药后不良反应即可消失,无须特殊处理。

(2)**多潘立酮(吗丁啉)** 多潘立酮能直接阻断胃肠道的多巴胺受体,提高食道下部括约肌的张力,防止胃、食道反流,加强胃蠕动,促进胃排空,可用于慢性胃炎、反流性食管炎等。每次 10 毫克,每日 3 次,餐前半小时服用为佳。少数患者可出现泌乳现象。抗胆碱药可能会降低其治疗消化不良的效果,两者不宜合用。

(3)**莫沙必利** 莫沙必利可增强胃部收缩,提高胃的张力,改善胃窦部和十二指肠的协调作用,加速胃的排空,疗效比甲氧氯普胺好。每次 5 毫克,每日 3 次,餐前半小时服用为佳,主要用于糖尿病性胃麻痹、慢性胃炎、胃食管反流、反流性食管炎等。

6 如何正确使用抗酸药?

抗酸药为口服弱碱性物质,有中和胃酸、解除胃酸对胃及十二指肠溃疡面的刺激和腐蚀的作用,同时可提高胃内 pH 值,降低胃蛋白酶的活性,缓解疼痛,以利于溃疡的愈合。本类制剂包括碳酸氢钠片、氢氧化铝片、胃舒平、铝镁加、胃得乐等。

抗酸药的剂型以液体(如胶体)最佳,粉剂次之,片剂再次之,故片剂应该嚼碎后咽下。服药时间宜在餐后 1 ~ 2 小时,以中和食物所致的胃酸分泌,睡前再服一次。一般 6 ~ 8 周为 1 个疗程。

7 使用胃解痉药应注意什么?

胃解痉药主要为 M 受体阻断药,它能阻断平滑肌和腺体的胆碱受体,解除平滑肌痉挛,可用于胃肠道痉挛引起的疼痛、胃及十二指肠溃疡、胰腺炎等。阿托品是此类药物中的常用药物之一,但其副作用较突出,主要有口干、无汗、散瞳、心动过速、便秘、急性尿潴留等。注意胃解痉药不能用于反流性食管炎,因其能降低胃和食管运动以及松弛食管下端括约肌,延缓胃的排空,从而可使反流加剧。这类制剂还有颠茄、山莨菪碱等,对胃肠平滑肌痉挛也有明显的解痉作用。

8 质子泵抑制剂如何使用?

质子泵抑制剂是目前临床上应用较为广泛的抑制胃酸的药物,主要包括奥美拉唑、兰索拉唑、雷贝拉唑等,能有效抑制胃酸的分泌,可与克拉霉素、阿莫西林组成"集团",对慢性胃炎、消化性溃疡的致病元凶之一的"幽门螺杆菌"能进行有效清除,促使消化性溃疡的愈合,减少溃疡的复发。

服用质子泵抑制剂后,患者会感到症状明显缓解,一部分患者会自行停止服用药物治疗,这是很不利的,尤其患有消化性溃疡者更不应该停药,因为症状缓解并不表示病变已愈合了,是需要继续治疗还是停止治疗,应该由医生来决定。

9 如何正确使用西咪替丁?

H_2 受体拮抗剂可抑制胃酸分泌,治疗胃、十二指肠溃疡以及与高胃酸分泌状态有关的疾病。由于疗效显著,副作用少,已被广泛用于临床。目前临床常用的 H_2 受体拮抗剂为西咪替丁,主要用于治疗胃及十二指肠溃疡、反流性食管炎、急性上消化道出血、食管静脉曲张出血、急性胰腺炎等。

西咪替丁可抑制华法林、安定、苯妥英钠、茶碱、咖啡因和卡马西平的代谢,如与这些药物长期合用,可使其发生蓄积,故合用时应慎重,注意调整药物剂量。胃溃疡患者应禁用咖啡因。

氢氧化铝等抗酸药和甲氧氯普胺会减少西咪替丁的吸收,故与氢氧化铝及其制剂服用的间隔时间至少应为 1 小时;若与甲氧氯普胺合用,西咪替丁剂量应增加。

西咪替丁与硫糖铝合用,可能减弱硫糖铝的作用,因硫糖铝需经胃酸水解后才能发挥作用,因此,在服用本品前半小时服用硫糖铝制剂为宜。

由于西咪替丁可使胃液 pH 值升高,与四环素合用时,可致四环素的溶解速率下降,吸收减少,作用减弱,所以二者不宜同用。

西咪替丁合用阿片类药物,会使慢性肾衰竭患者产生呼吸抑制、精神错乱、定向力障碍等,因此,合用时应减少阿片类制剂的用量。

西咪替丁的副作用包括:①消化系统反应,如腹泻、腹胀、口苦、血清转氨酶增高,偶见严重肝炎、肝坏死、肝脂肪变性等。②泌尿系统反应,如急性间质性肾炎,系可逆性,用药期间需注意检查肾功能。③造血系统反应,如骨髓抑制,少数可发生粒细胞减少、血小板减少、自身免疫性溶血性贫血。④中枢神经系统反应,如头晕、头痛、疲乏、嗜睡等。⑤抗雄性激素样作用,如少数男性出现乳房发育、阳痿、精子减少,少数妇女溢乳等。

10 治疗慢性胃炎的西药有哪些?

治疗慢性胃炎的西药有保护胃黏膜的药物、对症治疗的药物、抗菌治疗的药物。

(1)保护胃黏膜的药物　可使用维酶素、生胃酮(又称甘珀酸钠),但高血压患者不宜使用;或使用胃膜素和丙谷胺,服后偶有口干、失眠、腹胀;或使用复方胃丙胺(又称胃丙胺片)。

(2)对症治疗的药物　①胃酸增高者,可选用胃舒平、胃得乐、三硅酸镁。②胃酸缺乏或无酸者可给予 1% 稀盐酸、胃蛋白酶合剂。③上腹疼痛者可选用颠茄片或阿托品,疼痛剧烈者可选用阿托品针剂。④腹胀、消化不良、恶心呕吐者可选用吗丁啉或胃复安。

(3)抗菌治疗的药物　应在医生指导下酌情选用链霉素、四环素、土霉素、庆大霉素、痢特灵、卡那霉素、新霉素等,或胶态次枸橼酸铋、灭滴灵、羧氨苄青霉素三联疗法等治疗。

11 慢性浅表性胃炎的治疗方法是什么?

目前慢性浅表性胃炎尚无特异性药物治疗,一般主张无症状者无须治疗,有症状者可根据其病因、病理及临床症状给予合理用药。具体治疗方法如下。

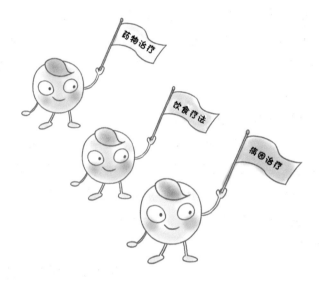

(1)**病因治疗** 去除致病因素是治疗和预防慢性浅表性胃炎的主要措施,故应避免精神紧张,戒烟,适量限制饮酒,尽量不服用对胃有刺激的药物,积极治疗慢性扁桃体炎、副鼻窦炎、龋齿及咽喉部感染等。

(2)**饮食疗法** 慢性浅表性胃炎患者饮食宜清淡,无刺激性,易于消化,具有足够的营养;宜少食多餐,进餐时要放松,保持心情愉快;有规律,定时定量,避免过酸、过辣、生冷及粗糙食物。

(3)**药物治疗** 慢性浅表性胃炎的药物治疗大体上可分为两类,即保护胃黏膜的药物和消除损害胃黏膜因素的药物,请一定在医生的指导下服用。

若症状持续、渐重,应及时行胃镜检查,以免漏诊恶性疾病。

12 胆汁反流性胃炎的防治措施是什么？

胆汁反流性胃炎是一种特殊类型的慢性胃炎，引起本病的主要原因是十二指肠内的胆汁反流进入胃内。胆汁一般多反流到距幽门口最近的胃窦部，使该处黏膜受损，故又称胆汁反流性胃窦炎。本病好发于中老年人，主要表现为上腹部有饱胀感或不适，隐痛或剧痛，常呈周期性发作，可伴腹胀、嗳气、反酸、恶心、呕吐、食欲减退和消瘦等。少数还可有胃出血（系胆汁蚀破黏膜血管所致），表现为呕血或排黑便（柏油样便），以及大便潜血试验呈阳性等。反流轻者，也可无症状。

胆汁反流性胃炎的防治措施如下。

（1）口服胃动力药　此类药物能抑制胆汁反流入胃，常用的药物有 3 种。①吗丁啉，能加快胃肠蠕动，调节胃肠道活动，使食物顺利从胃进入小肠，并抑制胆汁反流，一般在餐前 15 ~ 30 分钟服用。②普瑞博思（西沙必利），是新一代胃动力药，其作用与吗丁啉相同，但效力要大 3 ~ 4 倍；③胃复安，是一种较老的胃动力药。

（2）口服胃黏膜保护剂　①硫糖铝可与胃黏膜的黏蛋白络合形成保护膜，以保护胃黏膜免受胆汁损伤。②胃膜素可在胃内形成膜状物覆盖胃黏膜，以减轻反流的胆汁和胃酸对胃黏膜的刺激。③思密达为胃黏膜保护剂，有加强消化道黏膜屏障的作用，有利于胃黏膜的再生。④生胃酮能促使胃黏膜分泌黏液，从而保护胃黏膜。⑤磷酸铝凝胶有保护胃黏膜、促进炎症愈合的作用，可于饭前半小时或饭后服用。

（3）饮食疗法　饮食宜清淡，不吃油腻食物，以免刺激胆汁分泌增多，加重病情；应细嚼慢咽，忌暴饮暴食。避免饮浓茶、烈酒、浓咖啡和进食辛辣、过冷、过热、粗糙的食物。

（4）去除某些加重病情的因素　戒烟、避免情绪紧张和不服用对胃黏膜有刺激的药物，如阿司匹林、消炎痛、去痛片和保泰松等。

13 消化性溃疡的常规治疗药有哪些?

消化性溃疡的药物疗法常常采用两类或三类药物联合治疗。

（1）抗酸药　如氢氧化铝、胃得乐、三硅酸镁、胃舒平等。但需注意,长期服用胃舒平可引起便秘。

（2）抗胆碱能药　如普鲁本辛和阿托品。疼痛剧烈者可选用阿托品针剂肌肉注射。服用此类药物,可有口干、排尿困难、视力模糊、心悸等不良反应。前列腺肥大、青光眼等患者禁用。老年人、心功能不全者应慎用。

（3）抑制胃酸分泌的药物　如西咪替丁和尼扎替丁。孕妇、哺乳期妇女、儿童禁用此类药物。肝肾功能不全者慎用。

（4）抑制胃蛋白酶作用的药物　如硫糖铝,服后偶有口干、便秘、恶心等。

（5）增强胃黏膜抵抗力的药物　如生胃酮,高血压及心、肾功能不全者禁用;丙谷胺,服后偶有口干、失眠、腹胀等。

14 消化性溃疡患者的最佳服药时间是什么时候?

（1）抗酸药　如胃舒平、氢氧化铝、胃得乐等,这类药物主要有中和胃酸及十二指肠酸度的作用,因此服药时间宜在饭前半小时或饭后 1~2 小时服用。

（2）抗胆碱能药　如颠茄浸膏片、普鲁本辛、阿托品等,这类药物的作用主要是减少胃酸分泌,解除平滑肌痉挛,延长胃的排空时间,因此服药应在饭前 15~30 分钟最好。

（3）胃黏膜保护剂　如枸橼酸铋钾、硫糖铝、生胃酮等,这类药物主要是保护胃黏膜,使胃黏膜免受胃酸及胃蛋白酶的刺激,从而促进溃疡的愈合,故应在饭前半小时和睡前半小时服药最佳。

（4）抗胃泌素的药物　如丙谷胺,它的主要作用是对胃泌素有竞争性阻断作用,最好在饭前 15～30 分钟服用。

(5)促进胃排空的药物 胃复安、止呕灵等均可促进胃排空,故可缩短胃酸和胃蛋白酶与溃疡的接触时间,减少胆汁反流,防止胆汁对胃黏膜的损害,减少食物对胃窦部的刺激,并有助于溃疡愈合。因此,于饭前半小时服药最佳。

15 消化性溃疡的维持治疗有哪些?

由于消化性溃疡复发率高,并发症的发生率也高,加之自然病程可长达 8～10 年,所以,药物维持治疗是一个非常重要的措施。药物维持治疗有下列 3 种方案可供选择。

(1)正常维持治疗 本法适用于反复复发,症状持续不缓解,合并存在多种危险因素或伴有并发症者。维持方法:选用西咪替丁 400 毫克、雷尼替丁 150 毫克或法莫替丁 20 毫克,睡前一次服用;也可用硫糖铝 1 克,每日 2 次,口服。正规长期维持疗法的理想时间尚难确定,多数主张至少维持 1～2 年,对于老年人、预期溃疡复发会产生严重后果者,可终身维持治疗。

(2)间歇全剂量治疗 当患者反复出现消化性溃疡症状或内镜证明溃疡复发时,可给予一疗程的全剂量治疗。据报道,约有 2/3 以上患者可取得满意效果。这种方法简便易行,易为多数患者所接受。

(3)按需治疗 本法是在症状复发时给予短程治疗,症状消失后即停药。对有症状者,应用短程药物治疗,目的在于控制症状,让溃疡自发愈合。事实上,有相当多的消化性溃疡患者在症状消失后即自动停药。按需治疗时,虽然溃疡愈合较慢,但总的疗效与全程治疗并无明显差异。60 岁以上,有溃疡出血或穿孔史,每年复发 2 次以上,以及合并其他严重疾病者,不适宜用本法。

⑯ 治疗胃黏膜脱垂有无特效药?

胃黏膜脱垂无特效药,可使用少量镇静药、抗胆碱能药缓解症状,如阿托品;服用抗酸药缓解疼痛,如乐得胃、磷酸铝凝胶、铝镁加、西咪替丁等。

当胃黏膜脱垂合并幽门梗阻症状严重者、经常反复大量出血者、剧烈腹痛服用解痉药治疗无效者,均应考虑采取手术治疗。

⑰ 如何对症治疗胃下垂?

对于具有上腹部不适或隐痛、饮食减少、消化不良、恶心、嗳气、大便稀溏或便秘等症状的胃下垂患者,可以采取下列对症治疗措施:①胃动力药,可提高胃部平滑肌的张力,加快胃的排空,有效缓解腹胀、早饱、恶心、呕吐等消化不良的症状。常用药物如吗丁啉、西沙必利。②反酸、嗳气严重者,可选用抗酸药,如氢氧化铝凝胶、复方氢氧化铝、胃得乐、三硅酸镁等。

同时,胃下垂患者还应积极治疗各种慢性消耗性疾病,纠正不良体位,加强腹肌锻炼,增强体质,增加营养,并酌情给予助消化药。必要时可在医生指导下给予蛋白制剂等以增加腹腔内脂肪,加强腹肌力量。